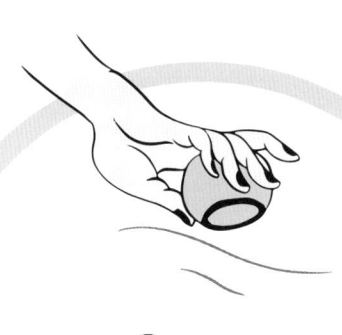

《黄帝内经》
徒手健康法

武国忠 ◎ 著

天津出版传媒集团

天津科学技术出版社

图书在版编目（CIP）数据

《黄帝内经》徒手健康法 / 武国忠著 . -- 天津：
天津科学技术出版社 , 2023.8

ISBN 978-7-5742-1380-7

Ⅰ . ①黄… Ⅱ . ①武… Ⅲ . ①保健 – 按摩疗法（中医）
Ⅳ . ① R244.1

中国国家版本馆 CIP 数据核字 (2023) 第 118342 号

《黄帝内经》徒手健康法
HUANGDINEIJING TUSHOU JIANKANGFA

责任编辑：孟祥刚
责任印制：兰　毅

出　　版： 天津出版传媒集团
天津科学技术出版社
地　　址：天津市西康路 35 号
邮　　编：300051
电　　话：（022）23332490
网　　址：www.tjkjcbs.com.cn
发　　行：新华书店经销
印　　刷：艺堂印刷（天津）有限公司

开本 710×1 000　1/16　印张 13　字数 103 000
2023 年 8 月第 1 版第 1 次印刷
定价：59.90 元

手到病自除

一转眼，普及中医健康养生的工作已经走过十几个年头了，有很多读者朋友向我反映："您以前写的书我都拜读了，照着您说的方法来实践，自己和家人都很受益，但是感觉有点不过瘾，能否再写一本有针对性治疗的书供我们参考学习，我们也想和您一起进步，否则我们永远都是门外汉。"

故此，有了今天这本《黄帝内经·徒手健康法》的问世。

俗话说："三十以前人找病，三十以后病找人。"你找病的时候可能找不着，病要找你的时候你是跑不了的。

三十岁之前，人体的先天元阳之气充足，对外界环境的适应性极强，很多人通宵熬夜之后，睡个觉就补充过来了；喝酒喝多了，养个一两天接着喝也没事；什么凉的热的统统不在话下，真是吃嘛嘛香，干啥不累，简直就是钢铁战士。

你要是和这样的人谈健康养生，轻则被讥笑或不屑一顾，重则被挖苦贬损，因为他有年轻做本钱，什么都不在乎，还会和你抬杠："我这么折腾怎么就没有病呢？"

这就是"三十以前人找病"的现状。因为这样的人现在找不到病，所以他很牛。但是，过几年咱们再看他，这时该有的病都有了，事实上，病要找人的时候谁也跑不了。

一般来说，人在没病的时候，跟他谈论健康往往不会重视，一定是在自己失去健康以后，才知道健康的可贵，开始意识到健康的重要性。

时代在变化，现在年轻人也怕病敲门了，开始对疾病有了敬畏心。有一位小朋友转发给我一个小段子："明知熬夜伤身体，偏要蹦迪到天亮，回家躺床上，懊之，悔之；而后起身，一杯枸杞配大枣，大口饮之，满心安慰睡去。此乃：朋克养生。"

其实，这种一边糟蹋自己一边自救的新型养生方式，比如整夜泡吧喝酒，在酒里加点党参；一边暴饮暴食，一边吃健胃消食片；熬最深的夜，买最贵的眼霜；玩手机怕损坏视力，于是换上了绿色的壁纸；等等，都不是养生，而是换着花样地逆生、戕生。

前面提过的"三十以后病找人"是什么意思呢? 是指人到中年以后,整体机能处于下降状态,再加上事业、生活等各方面的压力,疏于对身体的关照,久而久之,五劳七伤不请自来,终致疾病迁延难愈,毫无生活质量可言。

疾病来临时虽然痛苦,但也是我们脱胎换骨,重塑生命健康的一个契机。我的老师胡海牙先生是道家学术的传人,他曾经告诉我,宋代的道教修炼大师白玉蟾祖师,甚至《千金要方》的作者孙思邈真人都说过类似这样的话——历代成就的"大医""高道",无不是在患有恶疾以后才修炼成道的。

为什么? 因为他们能深深地体会到疾病给人带来的痛苦,想通过一些修炼的方法来解除它。其实,"治未病"在《黄帝内经》里早就谈过,可是往往没有引起大家的注意。

我们知道有预防医学,可大家现在也只是知道预防的工作就是打预防针,这就是预防医学最主要的"贡献"跟特点之一,其实不是这么回事。

我以前讲过人生无非三件事:一件是老天爷的事,一件是别人的事,一件是自己的事。那么身体、心理健康都是自己的事,我们要围绕自己的事展开,因为老天爷的事你管不了,别人的事你也管不了。把自己管理好就是最快乐的事。

比如，早期感冒发生的时候，尽量不要用抗生素治疗。并不是说抗生素不好，早期的感冒发热发生以后，最直接的治疗方法是什么？当自己辨别不清是风寒感冒还是风热感冒的时候，第一时间千万不要用药。如果用不好药，病邪就入里。

从中医的角度来讲，感冒在某种意义上是正常的排毒现象，有一句话叫："感冒七天，治也能好，不治也能好。"这种情况占90%左右，还有10%是因为耽误了病情的治疗，引起肺炎或其他炎症，实际上早期的感冒最忌讳误治。

一千八百多年前的医圣张仲景在《伤寒论》里有三分之二的篇幅谈的是什么问题？救误——别的医生治坏了，我再重新调整。救误是一件挺麻烦的事，不好治。比如寒邪入里以后，最忌讳的就是用大量的寒凉药。如果感冒发热、流点清鼻涕，老人经常会说："赶紧弄点姜糖水，多喝喝。"喝进去以后盖上被子发发汗，是不是就舒服了？这是正治法。如果你能判断是因为受寒导致的感冒、流清鼻涕，喝点姜汤的效果是非常好的。当你不能确定是因为受寒的时候，那就喝点白开水，好好休息，也能缓过来。

抗生素在全世界的销量都是非常多的。药是好药，如果不会用，产生的副作用是非常大的。尤其是当人得了风寒感冒的时候，再进行输液消炎，会给一大半患者的身体带来毁灭性的打击。本来就是体内有寒，你有寒，身体发热是让它出来。发汗在中医学的治疗方法中叫解表——给表散出来，让寒邪从毛孔出来。

可是大部分抗生素的性质是偏寒凉的，当大量的抗生素进入体内，体寒跟外面的寒克在一起，压制在体内，会导致肺泡上很多挤住的痰涎出不来，变成所谓的支气管扩张。怎么扩张的？为什么扩张？专门有个通道要出去，现在被盖上了，排不了，只能挤压在别的地方，从别的地方出去，最后就变成一种慢性炎症，低热。像这些病治疗起来很麻烦，其实感冒发热用一个手法调理起来很简单。有一天晚上我有应酬，回去以后稍微有点鼻塞，喝点白开水，自己捏一捏风池穴，第二天就舒服多了，很简单，就是手到病除，该找病因找到病因，用极简的方法就把疾病祛除。

在多年行医过程中，我逐渐发现，很多疾病过于依赖药物的使用，一些药物的毒副作用甚至超过了疾病本身，给患者身心带来了极大的损害。

古人云，是药三分毒。再反观《黄帝内经》一书，发现古人在治疗方面主要以针刺、艾灸、导引、按跷为主，全书只涉及了十三个方剂，故此引发了我对无药物治疗方法的深入探索。

有一次，我读到了一篇文献。20世纪50年代，成都有一位按摩高手叫黄万香，不使用任何药物，仅通过手法就治愈了一位危重的肝硬化患者。后来这位患者辞去了公职，专心向黄万香学习这门独特的按摩技法，并由此引申出在临床中应用按摩手法对一些内科疾病进行治疗，取得非常好的疗效。

我平时在诊疗中主要还是以处方药物为主，偶尔也会使用手法帮助患者进行脊柱关节的调整，补充因单纯使用药物带来的不足，从而使疗效倍增，因此对于药物以外的治疗方法格外留心。

机缘巧合，在成都的一次会议上，恰好当时的成都市中医管理局局长赵文也参会，会后我向赵局长打听关于黄万香的传奇故事及传人。恰好赵局长和黄万香的弟子张诚毅先生是老相识，也就是被黄万香治愈肝硬化的那位患者，我在赵局长的介绍下认识了张诚毅老先生。虽然与老先生只是一面之交，但回京后拜读其大作，深为老先生的学养所感动，由此触发了我对外治手法的进一步研究，这就是今天呈现给大家的这本书。

我为什么要推出徒手健康法？因为在临床上，尤其是一些偏远山区或城市，用药的质量跟不上。比如四环素、土霉素、氯霉素，以及庆大霉素等很多药物到现在都被淘汰了。长久用中药也有一定的抗药性，祖祖辈辈用了几千年，基因里也会有一些储存。

大环境变了，药物变了，从过去纯自然到现在人工栽培，再到用农药化肥催起来的药，整个药性发生了改变。真正东北的老山参，长到 10 克需要两百年到三百年，为什么老山参的价格贵？因为它从日月精华中吸取了大量的能量，所以它的力量比较大。可是我们现在看人参，把籽撒上去以后，换个地方，从东北移到中原河南也种人参，三个月长得跟胡萝卜似的，所以我们在临床上给它起了个名叫萝卜参。有药效吗？也有，可是跟几百年的老参比起来差得太多。

吃了几百上千年的没有农药化肥污染的草药，你的身体是默认的。如今药性发生了改变，环境发生了改变，包括我们的身体也在跟着进化，它的适应能力是很强的。

现在经常看到中药也有副作用，也会让人过敏，基于这一点，索性我连中药都尽量少开。可医生不用药有些问题解决不了，那么我就尽量开一些纯天然的，而且相对便宜的药物，来纠正体内偏的状态。

能不用药就尽量不用。我的治疗方法是什么呢？扎针。很多人也害怕，毕竟一根针扎在肉里酸麻胀，人会害怕；毕竟是破坏性的损伤，也不好。最后就是做手法，摩挲摩挲，胡噜胡噜，揉揉，大家最后反映说："不错，舒服。"

我一直在思考，这么好的方法为什么没有传承下来呢？

在过去，手法的传承一定是有严格的师承，对施术者各方面要求极高。

其实，从战国时期至今，中医的医理、药理、针理、病理、治疗方法基本上没失传，只有一个东西失传了，就是按摩的方法。像《史记》中记载的一部专门讲述按摩的著作《黄帝岐伯·按摩十卷》已经失传了，因为它对施术者的要求太严格了，就是你要修炼、练功，还得是特殊的人才。

《黄帝内经》里有一个记载，把龟按在那儿，把手轻轻放在龟的背上，多长时间龟可能就不行了，这样的人可以做手法，因为手上是带有特殊能量的。所以，手法一直慢慢地处在失传的状态，但是手法治疗技艺在民间还是有所流传的，被一些真正喜爱的人士私下里传承，甚至可以治疗一些危重症患者，从而弥补了现代医学的一些不足。包括像捏脊、刮痧等方法还有流传。

比如河北高阳的腹部按摩大师安纯如，他通过按揉腹部，配合穴位按摩就能治疗很多疾病。老先生在晚年口传心授留下了一本《按摩经》，里面记载了很多运用手法治疗疑难杂症的技术，临床效果非常好。

再比如北京地区以正骨手法闻名的刘寿山老大夫，他继承了清代宫廷"上驷院"按摩正骨的手法，治疗骨伤科的跌打损伤及内科疾病也是效如桴鼓。

据他的传人讲，有一次一个癫痫患者突然发作，口吐白沫，抽搐不止，就在旁人束手无策的时候，只见刘寿山老先生迅速地在患者的腹部进行手法施术，很快患者停止了抽搐并清醒过来。他的弟子臧福科先生在他的基础上增加了一个振腹的手法，对于一些内科常见病也有着很好的疗效。现在刘寿山老先生的按摩手法已经是一个很重要的按摩流派了。

另外，像前面提到的成都的黄万香老人，她也是很有特点的，都是通过手法的治疗解决一些疑难重症。

这些年我跟这些老前辈的传人私下里学习、交流、沟通，从他们的身上挖出不少宝贝。这些宝贝看似平淡无奇，有时却发挥着神奇的作用。

其实，很多大医生已经把大量治病救人的智慧和方法留了下来，就看我们有没有福气去好好地学习和掌握。

很多人想学中医，想用中医的方法解决自己和家人的病痛，却不知道从何入门。实际上，最快的办法就是先从最初级的地方下手，而且下手就能有效。

中医易学难精，要做得出神入化真得要好好下功夫。学技术很容易掌握，但理要通，不明理，好比老母鸡抱着石头趴窝，趴死了也是石头子，孵不出来小鸡。

　　我推荐的养生方法是什么？就是通过双手在人体的体表以推、拿、按、摸的形式进行诊断、治疗和自我保健的一种健康法。很多人可能会有异议：过去接触的都是推、拿、按、摩，是不是写错了一个？没有，是故意用这个字来形容的。

　　推、拿、按是治疗方法，摸是诊断，相当于中医学里的触诊。《医宗金鉴》"正骨心法"中的八法之一就是摸，而且是第一位，简单易学，安全有效。对一些慢性病，比如高血压、糖尿病、脾胃病、妇科病等，都可以通过推、拿、按、摸的手法进行调治。

　　在讲到这些方法的时候，大家一定会知道很简单。知难行易，其实你能了解到正法有时需要很大的缘分才能聚合起来，因缘际会才能知道这个法是正法。

　　今天，我把这本《黄帝内经·徒手健康法》奉献给大家，希望各位读者朋友，与我一道用这简单的手法帮助更多的人。

武国忠
2022 年 12 月 7 日于北京

病从哪儿来，
让它从哪儿回

第 **1** 章

第2章　自我体检法

自诊自疗,
一次性祛除病根

第**3**章

武术大家的
养命之道

第**4**章

第5章

千金难买的养生常识

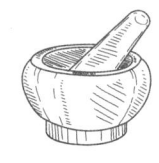

第 **1** 章

病从哪儿来，
让它从哪儿回

治病不调心，等于扔黄金。不从心上解决根本问题，
吃药只解决燃眉之急，解决不了根本问题。

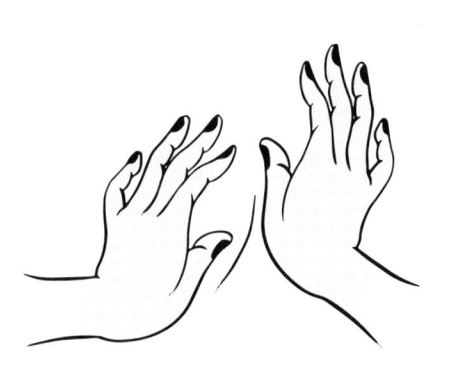

1. 解除疾病的办法

辨因就是找出疾病的来源，论治就是找出解除疾病的办法。

解除疾病的办法，实际上分六步，第一步以推、拿、按、摸为主，辅以刮痧、拔罐和艾灸；第二步是规范日常起居，规范人的行走坐卧、睡眠、二便和洗漱；第三步是辨体食疗，根据不同体质对饮食结构进行温热寒凉的调补，包括辨体、辨食；第四步是动静相间，通过站桩静坐的静止方式，以及抻筋走路的运动方式恢复身体的机能；第五步是修身养性，比如通过音乐、书法、绘画、诵读来调养心性，增加人的修为；第六步是一个重要的辅助方法，以内省的方法查找自己身心紧张、焦虑的症结，通过换位思考解除心结，达到身心和谐。

治病不调心，等于扔黄金。

不从心上解决根本问题，吃药只解决燃眉之急，解决不了根本问题。

先讲一下用手找病的规律，其实用手找病的方法很简单，通过推、拿、按、摸四大手法中的摸，找到人体僵硬的对应点，并感受寒热、滑涩、凹凸、软硬、板结。摸法也叫触诊，中医和西医都非常强调这种方法。

现在如果去医院看西医，很少能看到医生做触诊。

西医的四大原则是视、触、叩、听，中医也有四个方法——望、闻、问、切。切是什么意思？切脉。摸脉、把脉为什么叫切脉呢？切就是触诊，不是单纯地把脉。大家一定要知道为什么要用切，切有穿透的意思。你买一个西瓜怎么吃？只有切开才能知道西瓜是红瓤还是白瓤的。脉学里通过手指的不同力度，用轻、中、重的力度，号他的浮、中、沉，切分脏腑的变化规律。

中医的切是怎么切呢？你的手也是一把刀，按照传统的正骨和按摩中的讲法，叫指目，好像手上有眼睛。说这个人手眼通天，就是通过手的感应来切分人是正常还是不正常的。

在这里给大家总结几点，比如要摸皮肤的寒热。有的人一摸脖子是凉的，就应该做擦法，擦八髎；已经有了寒，告诉你"贼"就在这里。

如果你找不出寒热、滑涩、凹凸、软硬、板结，先从头到脚做一个整体的按摩，可以先从脚开始，再到小腿、大腿、肚子、两肋、上肢、内侧、外侧，整体用手"走"一遍。

做的时候有拿，也有拽、抓，是一个复合型的手法，也有推在里面，推着走。左面找完了在右面找，先仰面找，如果还没有找到，趴过来翻身在后背上找。直到找出反应点。

这是南派黄万香老人家传承下来的按摩方法，先从全身做，做的时候只要有病一定是有反应的，要记住它的反应点，然后重点在那儿做。有一句口诀叫痛点即重点，应用在临床很有效果。

前提是身体不好，在相应的部位产生了寒热、滑涩、凹凸、软硬、板结的病症，才能作为病理考虑。

还有一种情况是摸到以后不能盲目地治。有些人体表长肿瘤、疖子，摸它周围具备红肿热痛，这时体表的温度是热的。

有些人到夏天一摸身上跟蛇似的，总是黏的，一天洗三遍澡也黏。这主要跟湿有关系，湿有时带着寒，有时带着热，要仔细区分。

有几种人是不能用手法治的，第一种是先天畸形的；第二种是急性创伤，比如病人从床上掉下来，骨头茬子都露出来了；第三种是长期吃激素类药物的人，他们会因长期服用激素类的药导致严重的骨质疏松。

我们要强调手法的安全性，不能暴力。该你治的你治，不该你治的你不要治，勉强努力的结果是两败俱伤。中医虽然是好东西，但有它的局限性，也有超前的实用性，我们要扬长避短。

比如颈椎病分哪几种？现代医学临床上将颈椎病分为混合型、交感型、神经根型、脊髓型、椎管狭窄型。一般来说，神经根型的可以治，椎管狭窄型、脊髓型别动，很危险。我在临床上什么型的颈椎病都遇见过，前提是一定要保证安全。比如你受了寒邪，颈椎两边肌肉的张力是不一样的；长期面向一侧睡，会造成两边肌肉的失衡；有的人开车习惯把自己这边的窗户打开，一段时间后就觉得这侧的肩膀不舒服。接下来就需要用手法找到对应点，对应点主要是根据《黄帝内经》里的两种治疗方法，一种是巨刺法，一种是缪刺法；一个在经，一个在络，左右交叉对应。

2.穴位与疾病的对应方法

⊙ 穴位与疾病有"上下对应、左右对应、交叉对应、前后对应"的四大对应关系

《灵枢·官针》说:"巨刺者,左取右,右取左。"《素问·缪刺论》说:"缪刺,以左取右,以右取左。"

换句话讲,巨刺法、缪刺法均出自《黄帝内经》,为古代针刺疗法的专有名词,是指在身体一侧有病时针刺对侧穴位的一种方法。

两者的区别在于:巨刺法用于"邪客于经"的病痛,缪刺法用于"邪中于络"的病痛。而徒手健康法的对应原则正是对巨刺法和缪刺法的延伸,是传统与现代的结合。

其实,对应点是有规律的。在《黄帝内经》的基础上,我通过临床经验总结,将人体穴位与疾病的对应关系归纳为四大对应

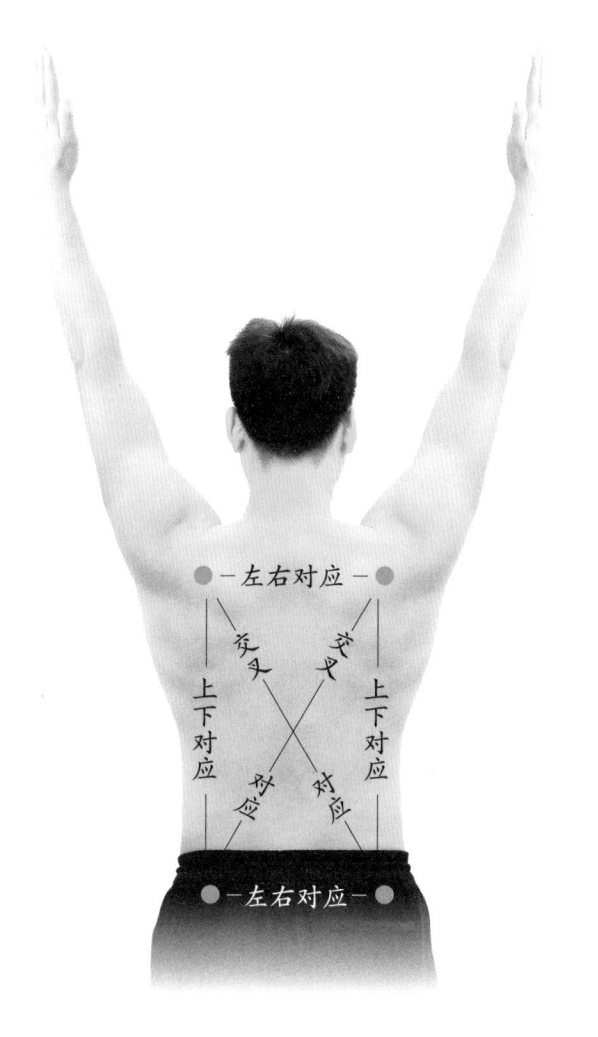

上下对应、左右对应、交叉对应

原则，即上下对应、左右对应、交叉对应、前后对应。总之，运用穴位与疾病四大对应原则，那么一个疾病部位就能够定位四个反应点，逐一排除，最后再运用手法进行有效调治。

比如，在四肢上某一部位发生病变，或某一穴位发生异常，在其对应的部位或穴位就会表现出来，这时候同时治疗本部位或穴位及相对应的部位或穴位就能够取得很好的效果。

⊙ 穴位与疾病的上下对应

（1）上肢与下肢同位对应

手与足对应，肩与胯对应，肘与膝对应，这是上下同侧的对应原则。

比如，在治疗肩关节问题时，要在胯部找痛点。因为我们的大腿大转子旁边是盆骨，与肩胛是相对应的。

还有一种情况，有一位患肩周炎的老先生，手举不起来，找我来治，当时我没有在他的胯关节找痛点，而是在他的小腿外侧进行探查。

实际上，老先生的手举不起来并不是肩的问题，真正的问题在于肘关节。当诊断明确了，再施以手法，他的手马上就抬起来了。手到病自除，就这么简单。

（2）头和生殖部位对应

比如有的人脱肛，还有的女性因为产后气虚导致子宫脱垂。

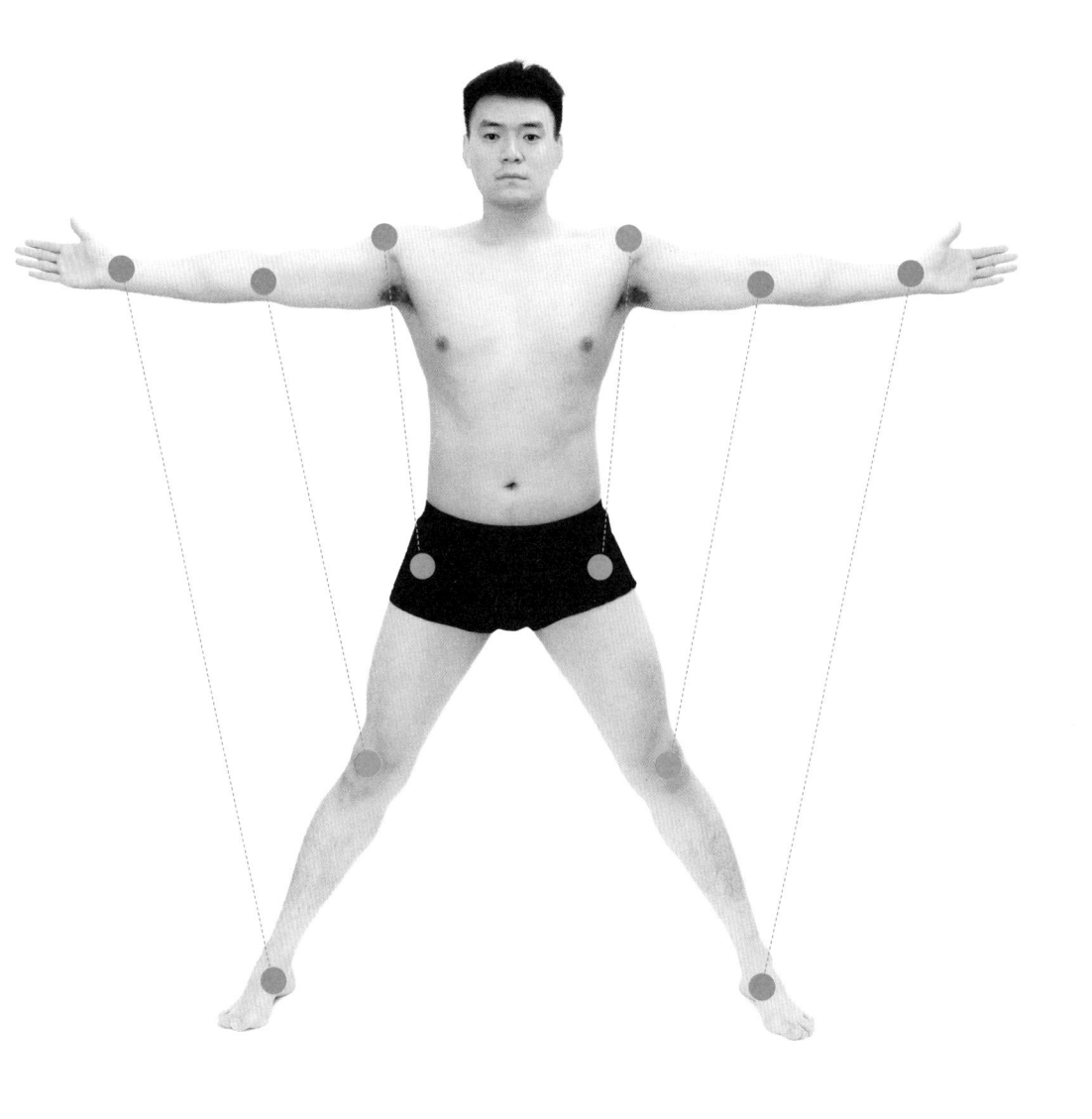

上肢与下肢同位对应

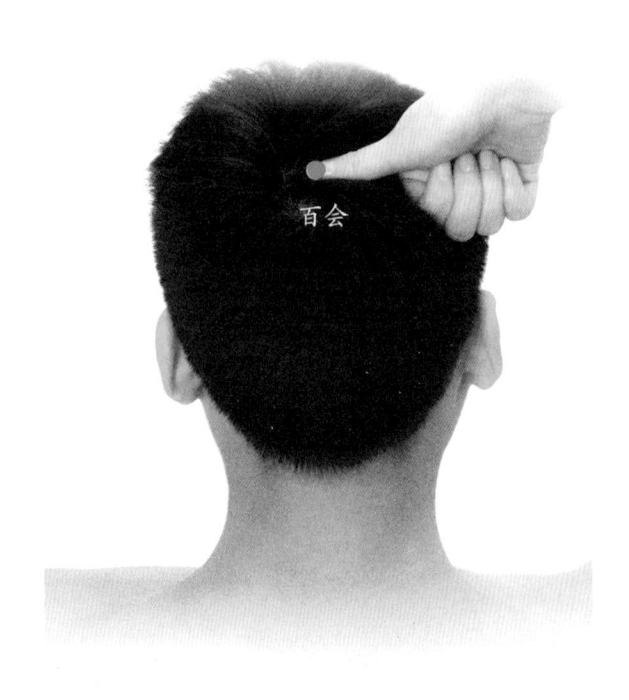

百会

怎么治呢？人的会阴部和生殖部与头顶是相对应的，所以治疗脱垂、生殖器官疾病，可以在百会穴进行手法诊治。像这种情况，按揉百会穴一定会有压痛感。这是规律。

当年我跟随八卦掌第四代传人解佩启先生学习八卦指针疗法的时候，老先生治疗过一个脱肛的小孩，其症状就是大便之后肛门收不回来，在中医来讲这是气虚所致。怎么治呢？把小孩的百会穴处的头发剃掉一片，然后找来一块磁铁压在百会穴正中，拿一个绷带绑上。一段时间以后，脱肛的症状就缓解了。

什么原理呢？因为百会部位是人身上的制高点，道家修炼中叫天门。天门要常开，才可以接收天地精华；会阴区域（肛门和阴部）要常闭，否则精气泄漏。而在头顶施治，就是依据的"上下对应"原则。

再比如痔疮，跟哪儿有关系呢？跟口腔有关系。把上嘴唇掀起来，在人中位置对应的牙龈上，大部分患痔疮的人有小米粒大小的结节，把结节用消过毒的针挑破，治疗痔疮效果非常好。同时，还能治疗因为肠胃疾病引起的长期腰痛。

另外，痔疮不光可以在这个穴位上治，在后背上还有几个反应点，调治效果也非常好。

⊙ 穴位与疾病的左右对应

比如，胃经上的足三里穴附近酸痛，可在对侧大肠经的手三里穴附近寻找对应点治疗；外踝前下方丘墟穴处扭伤，酸、痛、肿、胀，可在对侧丘墟穴处或腕部阳池穴对应点按揉，常获立竿见影之效。

⊙ 穴位与疾病的交叉对应

在四肢部位找点，规律是以脐部为轴心，上下、左右、交叉对称，即右上肢对左下肢，右下肢对左上肢。

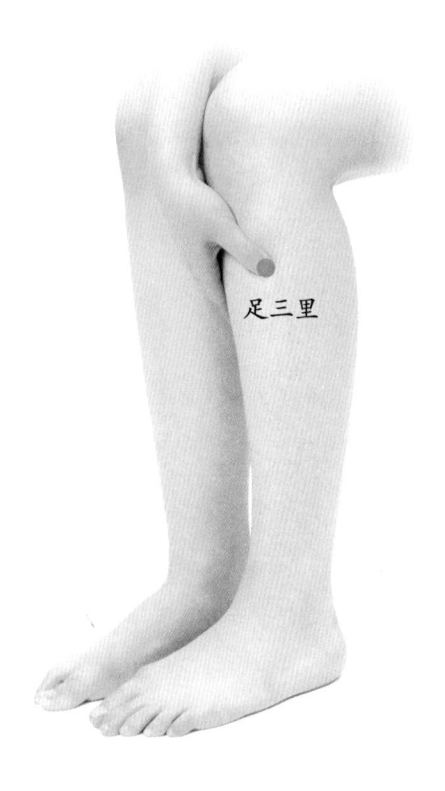

足三里穴酸痛，可按压对侧手三里穴治疗

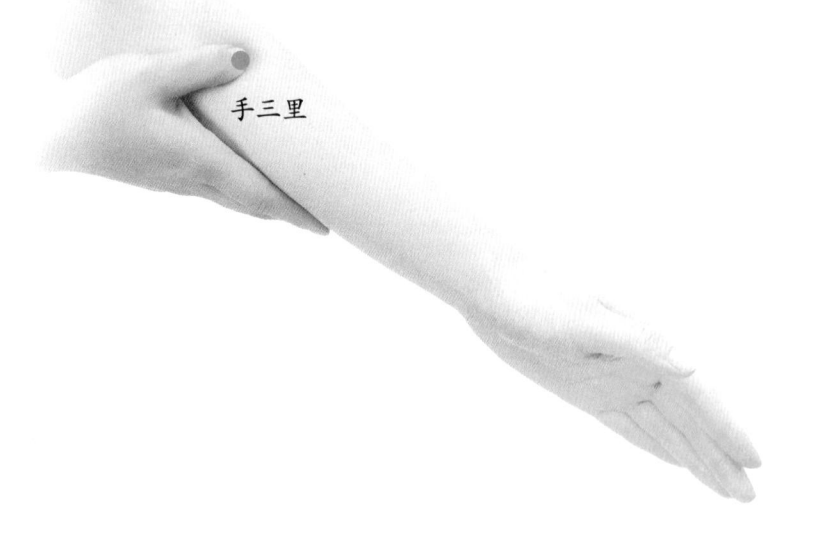

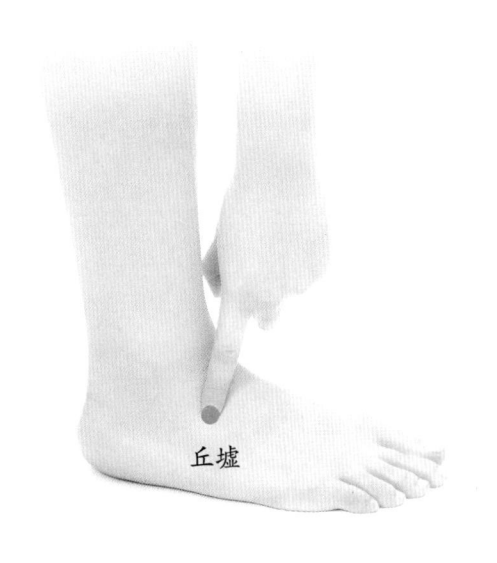

丘墟

丘墟穴处扭伤，可在对侧腕部阳池穴对应点按揉

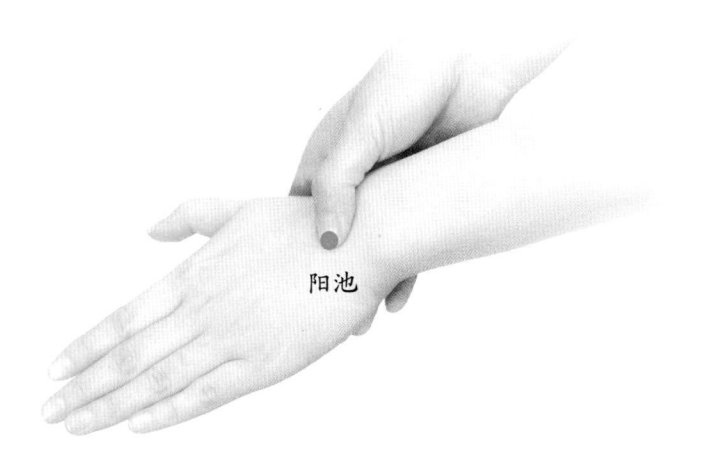

阳池

手阳明大肠经跟足阳明胃经都是阳明经，这个叫同经，比如手三里跟足三里，它叫同经相应。它既能够同侧的同经相应，还能够对侧交叉相应，比如左手的手三里跟右脚的足三里，这个叫左右的交叉对应。

比如脚伸直了，那么大脚趾就相当于手指大拇指，小手指就相当于同侧的小脚趾。手腕跟脚踝是对应的，肘关节跟膝关节是对应的。

腰痛及胃脘痛是前后相对应。肚脐眼正中对应的是第四腰椎，肚脐眼上下是对应的是第三腰椎跟第五腰椎。腰骶部对应的是后项部，后项部对应耻骨上缘。肩胛骨对应的是人的胯骨。

肩跟胯是对应的，肘跟膝是对应的，左肩跟右侧的臀部对应，左肩跟左臀也是上下对应，后肩跟前胸对应。

还有，左手与右足对应，左肩与右胯对应，左肘与右膝对应。

宫廷御医夏锡五的关门弟子解佩启先生得到了宫廷正骨的一些真传，这位老师提出来一个观点叫以指代针，就是说你的手指头相当于一根针，而且这根针随身携带，不用消毒，安全无副作用。

后来解老先生写了一本书，叫《周易八卦指针疗法》，讲到了把针刺的方法都直接划归到手法，通过手法的刺激达到防病治病的目的，临床效果非常好。

⊙ 穴位与疾病的前后对应

所谓前面，是指人体的胸腹部，后面是指腰背部。

前后对应，是指胸腹腔内的脏器与背部俞穴之间的特殊对应关系。

事实上，五脏六腑在人体背部皆有俞穴与其对应，当内脏器官发生病变时，其对应的背俞穴处都会出现病理反应。

比如患有心脏病，会在心俞穴及至阳穴部位出现反应，针刺或按摩此部位可以缓解心脏不适。另外在临床中，腰痛治腹、腹痛治腰、咽炎治风府等都是依据的"前后对应"原则。

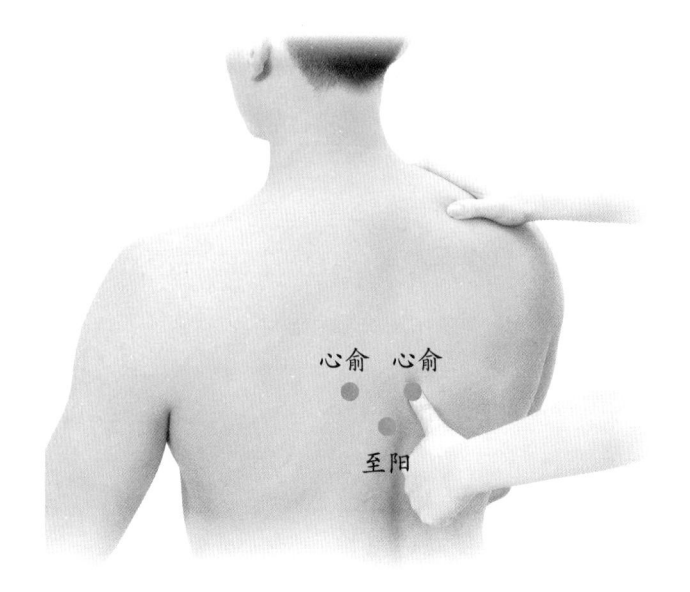

心脏病发作时，按摩心俞穴及至阳穴可以缓解

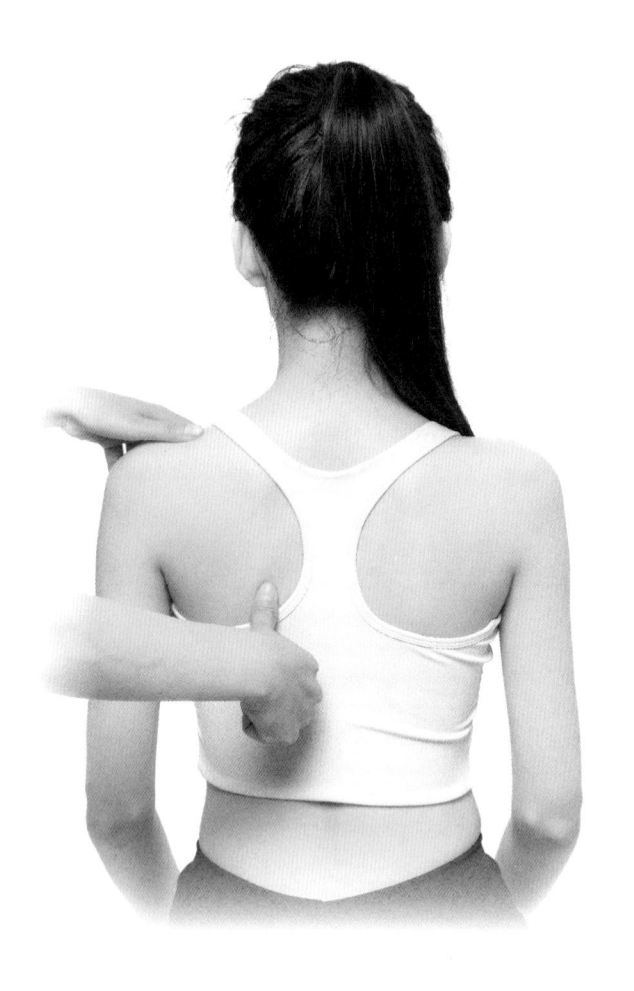

乳腺增生，就在乳房对应的背后肩胛骨进行探查

简单地说，前后对应就是身体前面哪儿有问题，就在身体后面找痛点；身体后面哪儿有问题，就在身体前面找痛点。比如乳腺增生，就在乳房对应的背后肩胛骨进行探查，一般都会有痛点。

有一位患者每次腰疼，揉一揉就舒服，但每隔两三天就会复发。后来帮她按揉腹部，发现肚脐两边天枢穴的位置很僵紧，按照前后对应的原则按揉不到二十分钟，腰疼就缓解了。

其实腰疼的诱因有很多种，比如腹肌痉挛、肠道炎症、肾脏疾病等。所以当腰疼时，如果长期在后面治疗没有效果，不妨在前面治一治，有时会收到奇效。

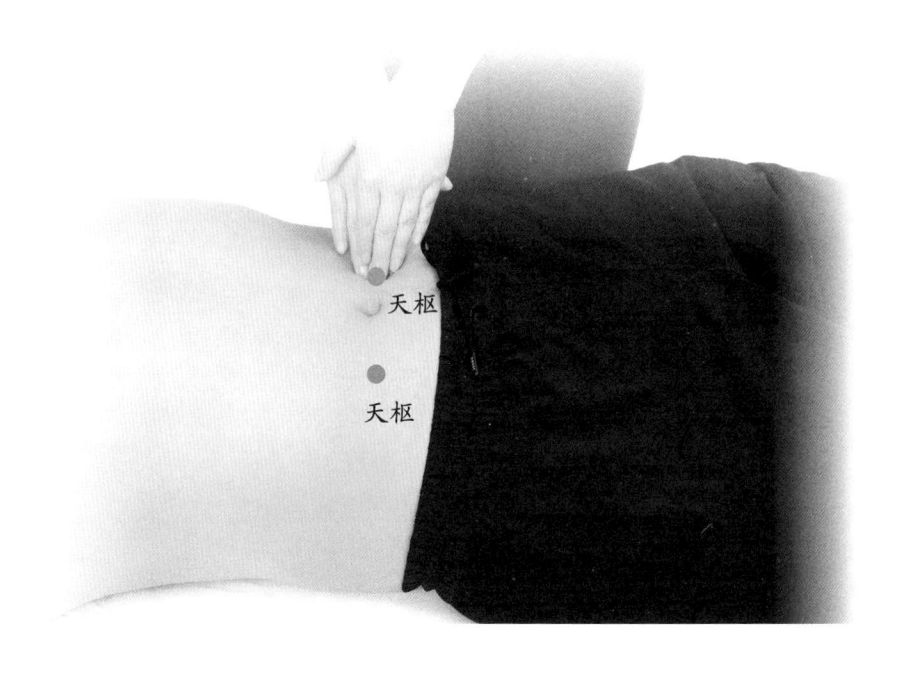

按揉天枢穴，缓解腰疼

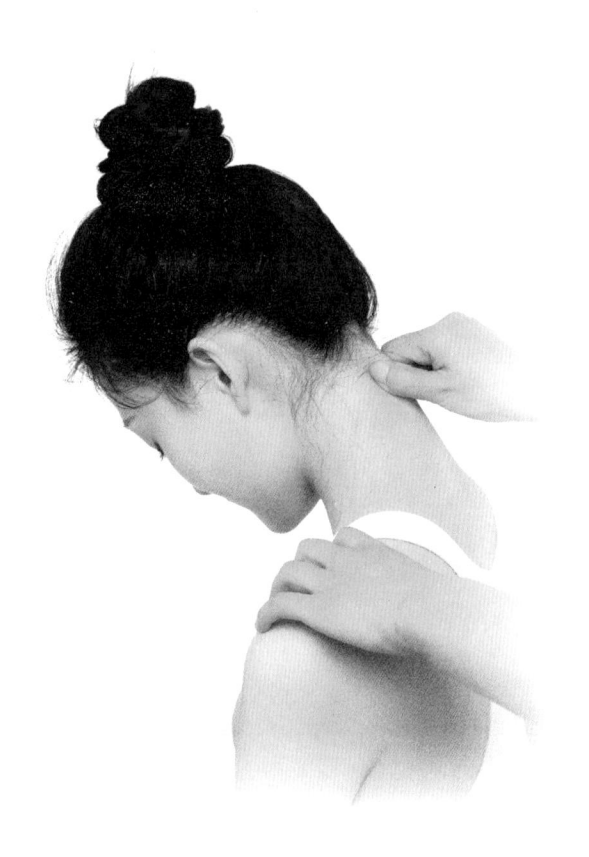

有咽炎，在第四、五颈椎上揪痧

　　有一位朋友患有咽炎，一吸气喉咙就发痒、咳嗽，我就在他的第四、五颈椎上找相对应的点，找到一个小的结节，按下去有些疼，然后用手蘸点水，用两个手指在痛点上进行揪痧，不到两分钟痧疱就出来了，紫黑紫黑的，揪完了以后症状缓解了很多。

3.病从哪儿来，让它从哪儿回

大家记住一句话：病从哪儿来，让它从哪儿回。

我为什么学医？如果家里有医生，可能我的人生就不会经历那么多坎坷。可是上天要成就一个人的时候，可能也会故意给他设置一些人为的障碍。

四十岁那年，我一天最多的时候看了一百零九个病人，从早晨八点多进诊室，到晚上近十点从诊室出来，喝了六大杯水，那时年轻，觉得没啥。可是从那天开始，我知道自己已经突破极限了。如果这样连续一个月下来，我就拔宅飞升了。毕竟是人，是血肉之躯，不是钢铁之躯。

后来开始往下减，一天看六十个病人，再减到四十、三十。随着年龄的增长，我发现很多病不是单纯靠医药就能解决的，要靠你的心力。在救治的时候，不忍心开完药就让病人走，一定要留下他跟他多唠叨几句。大部分情况下，如果是有智慧的病人，他也会跟你多聊两句。因为在这个时间点，正是他打开心结的时候。

如今我在门诊也不看那么多患者，一切以疗效为主。我多跟你唠叨两句，你的心结解开了，少吃点药，身体健康了，心情愉悦了，相信你不会骂我。

如果会举一反三，你比我差不了多少。如果懒得动脑子，我现在开始教大家三大病的治疗方法：一个是肩周炎，一个是颈椎病，一个是腰疼。学会了，一招鲜吃遍天下。但你要先把自己的想法从脑子里移出去，打破框架，打破不能治的思维程序。

作为一个医生，一定要做到人家想不到的你能想到，人家做不到的你能做到。有的人是想到做不到，做到了一定是能想到。

举个例子，过去小孩不听话，孩子他妈逮着了说："我叫你不听话。"边说边掐孩子的大腿内侧，特别疼。那么多可以掐的地方不掐，为什么要掐这里？大腿内侧正好是肝经循行的地方，掐这里可以帮孩子降肝火，哇地一哭，毒素就通过眼泪排出来了。这个地方还可以治疗妇科跟肠道疾病。

有时我们治疗连续两三个月非怀孕造成的闭经，除了开点汤药滋阴、活血、化瘀以外，在这个地方最好抓一把，往往抓完两三天月经就能通下来。这在某个地区是老先生治闭经的绝招，最后治这个出名了，一般人不让抓，就得找老先生抓。

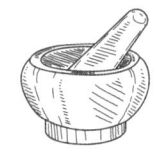

第 **2** 章

自我体检法

徒手健康法，顾名思义，
就是赤手空拳在人体的体表进行点按、抓拿、按揉，
帮助我们强大生命力的方法。

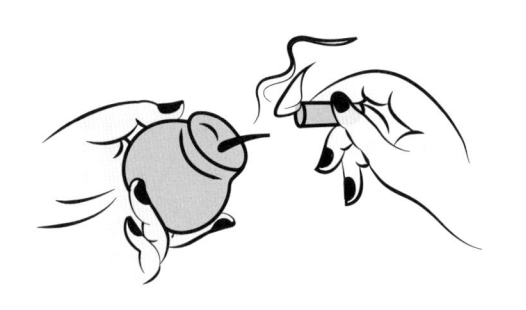

1.赤手空拳按摩法：点按、抓拿、拨揉

徒手健康法，顾名思义，就是赤手空拳在人体的体表进行点按、抓拿、拨揉，帮助我们强大生命力的方法。

⊙ 点按法、点揉法

"点"就是定住不动。

"按"就是在点的位置上逐渐垂直向下加力。

点按法主要在脊柱两侧一些重要的穴位上进行操作。做的时候，按法与揉法常常结合而用，所以又称为按揉。

其实，点住不动的时候，单纯是一个点法。而点按、点揉是复合型的手法。

按住以后，用拇指垂直向下发力，一上一下，一松一紧，这

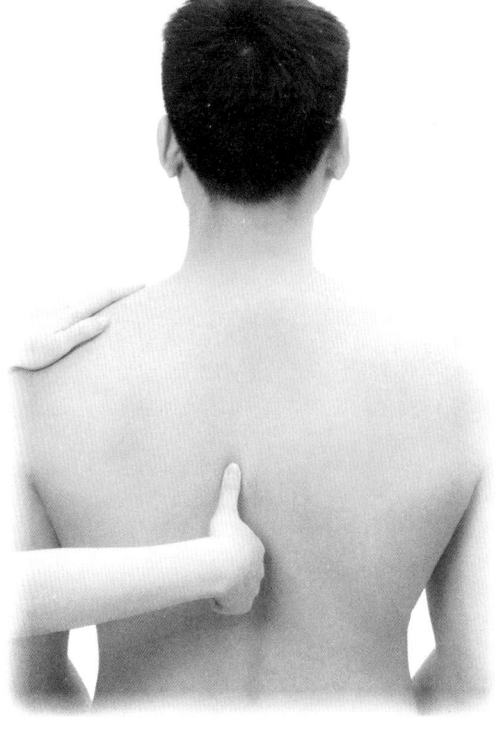

↑ 点按法

点揉法 →

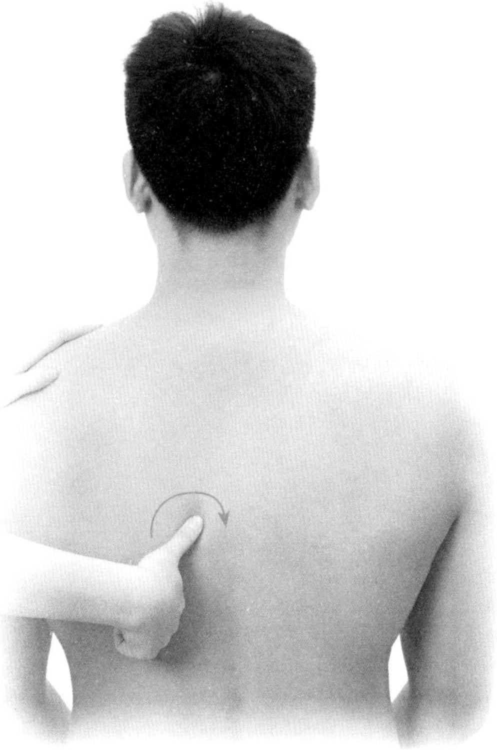

是点按；按顺时针方向从左向右揉，或者按逆时针方向从右向左揉，这是点揉。

找准穴位以后，要用由轻逐渐加重的手法进行按揉。一般需要多长时间呢？根据自己的感觉来定。

在徒手健康法中，点揉法是非常重要的手法，像一些慢性疾病，用点揉法在局部点揉四百到八百次，甚至达到两千次，身体就会出现从量到质的好转。

在做手法的时候，有的朋友可能会感觉自己手指的力量不够，

拇指叠加法

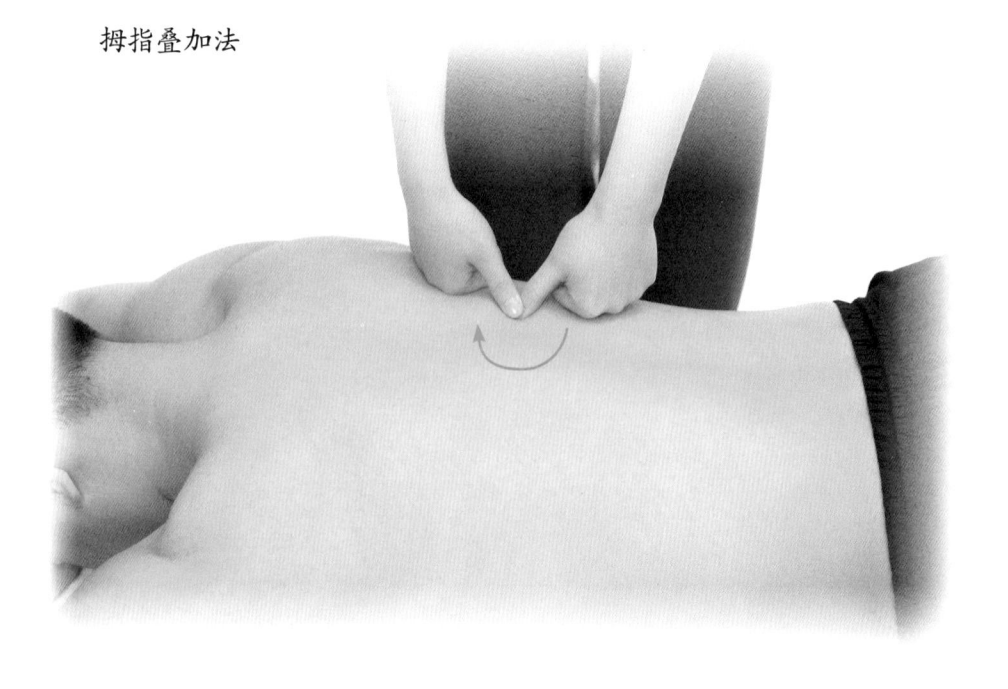

那我们可以使用叠加手法，把一只手的拇指放在另一只手的拇指上点按、点揉，一定要轻柔、和缓地操作。

用叠加手法时，有一个发力的关键——拇指的指间关节一定要向外突出去，形成一个三角，这样力量才能垂直向下。切忌用大拇指斜着向下按，当手指形成内弧度的时候，损害是非常大的。

⊙ 抓拿法

抓拿法的主要操作位置在肩背部。

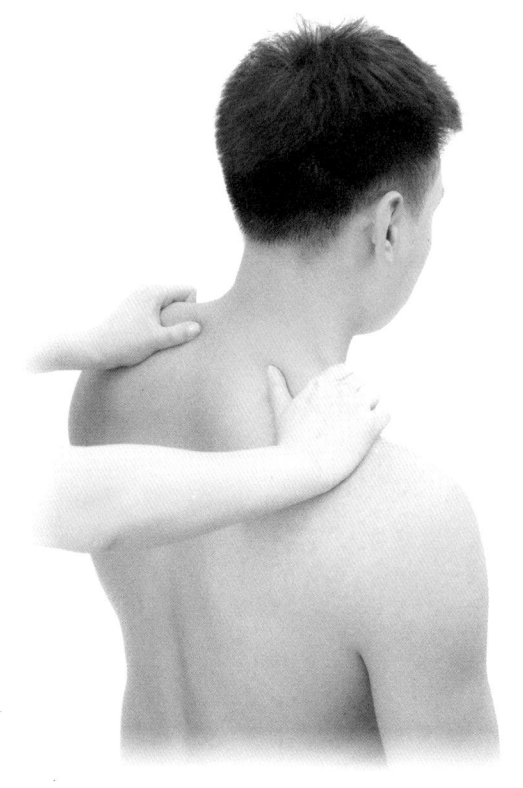

抓拿法

抓什么呢？就是在背部连抓带提，寻找异常的软组织，并将其捏散、消除。

什么是拿呢？四指与拇指同时向一个方向合力，也有捏的力度在里面。说白了，就是要把局部的粘连组织给拿开。

古人叫"抓肩拿背"，操作时，左右手可以同时去抓拿。

在抓拿过程中，尤其是捏脊治疗小孩食积产生的消化不良、食欲不振症状时，皮下可能会出现一种声音。

实际上，治疗的目的就是要把皮下的粘连撕开，以起到活血

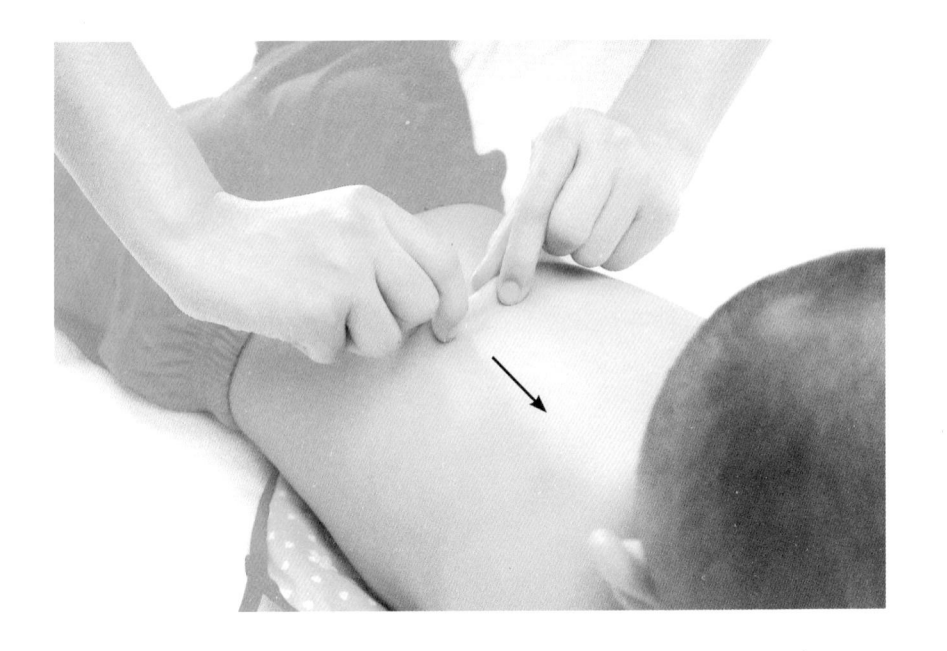

捏脊，治疗小孩消化不良、食欲不振

化瘀，祛瘀生新的作用。而抓拿的手法用起来可能稍微有点疼痛，所以做之前要有思想准备。另外，在抓完以后要马上放松一下局部的皮肤，以缓解抓拿所产生的不适感。

⊙ 拨揉法

拨揉法的主要操作位置在夹脊关，就是用拇指重叠，在肌腱上从里向外进行拨动。拨的时候，不是单纯为了拨而拨，一定要加一个很柔和的力量在里面，才能够起到通经活络的功效。如果

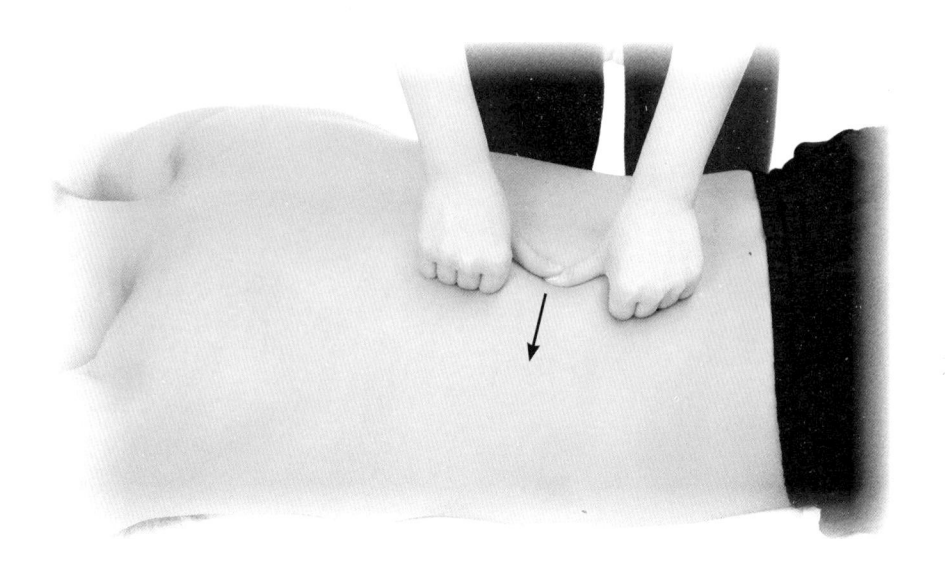

两个拇指叠加在一起向外拨

手指力度不够，您也可以采用两个拇指叠加在一起向外拨的手法。

在运用手法的时候，千万不能在脊柱上做任何硬性的治疗，一定要离开棘突正中的位置，在脊柱旁开一个拇指的距离，找到凹陷的地方，然后从里向外进行拨动。这个位置神经分布得比较密集，也是我们手法治疗取效的关键部位。

另外，在尾闾关运用拨揉法的时候，由于臀部比较丰满，比如环跳穴位置，手指拨揉的力量不能起到相应的作用和效果，所以我建议您以肘关节为轴进行点按、拨揉。

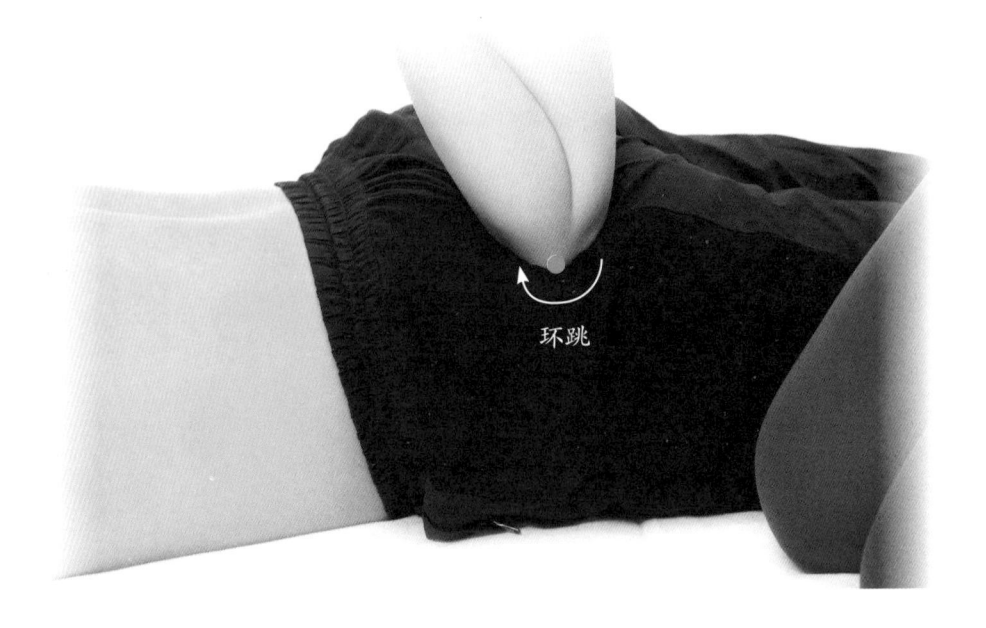

环跳

点按、拨揉环跳穴

⊙ 按摩的心法

（1）徒手健康法真正起效的关键点

古人认为，当你摸到贼邪的时候，要跟它产生一种意识上的关联，实际上这是我们能不能在手法上起效的一个关键。

很多人学了手法，有的人觉得治疗效果很好，有的人会反过头跟我反映没有什么效果，不好使。

那么多人都好用，为什么极个别人觉得不好用？然后我就仔细观察他做手法的过程。实际上，真正能用手法跟人体接触治疗的过程中，最关键的一点，需要我们有耐心。按摩的时候做到三百到五百次的点揉。

很多人可能点揉三五十次，最多一两百次，就认为够了，其实量是不够的。如果我们的耐心不够，意识传导的能量是不够的，火候不够，病是去不了的。

按摩的时候，其实可以把手放在患处，闭上眼睛，用意念进行内动的导引。同时脑子里最好也出现图像，比如腰椎筋膜发炎了，想象自己的手握着一个红红的、暖暖的小太阳，把筋膜的炎症、湿邪，用手上太阳光的温度温化，加深这些意念。

这时徒手治疗的作用才能大大地增加，其实就是徒手健康法真正起效的一个关键点。

这样的按摩，古人也叫意向按摩法、心向按摩法。其实中医在这方面的传承是很保守的，历朝历代都是关上门不传。但近现代西方一些心理康复理疗界的大师级人物，他们曾尝试做过一些这方面的研究和观察。

其实，人的意识对身体健康的影响是很大的。美国有位心理康复学家曾经讲过这么一个案例，他原来给患者做心脏检查的时候要用听诊器，如果有心脏病，用听诊器会听到奔马律。但患者不懂，以为奔马律好像跑得跟奔马似的，就认为心脏没毛病，给自个儿一个良好的暗示。他植入了一个正向的意识。

过了两三个月以后再一查，奔马律没有了。医生问："怎么回事？"患者说："我就那天听你说，我的心脏跟马奔跑的节奏一样，那么好的心脏应该是没有问题的。"最后一做检查，确实没有问题了。

有时候人就是要输入一个正确的意识，按照王芗斋老先生在意拳（又称大成拳）的讲解中，他认为意就是力，意念就是力量。就是我们敢不敢用意，敢不敢产生力，是一个持术者、修炼者到一定程度以后产生的自信。

（2）手法八字箴言：持久、均匀、渗透、有力

因此，学习徒手健康法的朋友们，不管是年轻的还是年老的，我们在做手法的时候，不要一味地用蛮力。甚至很多人使劲搓搓

搓，把皮肤都搓破了，或者造成深层肌肉的损伤，按摩完反而发炎。这种情况在当今的按摩界很多。其实要告诉大家，我们这套手法实际上不是需要使用蛮力，但是要有力量。

这种力量就是书里介绍的，要有意识地加进去，要符合"持久、均匀、渗透、有力"的八字箴言。不是用很大的力量使劲揉，就轻轻地把手放在那儿，把意识注入进去，这时疗效是翻倍的。

这些过去都属于关上门秘不外传的东西，我当时跟着老前辈们练习手法，就是一张八仙桌，手放在桌子上，用手指发力，要看到桌子上杯子里的茶叶能动起来。

如果意识运用得好，你给亲戚、朋友、家人做手法的时候，不要有一种我来伺候你、我给你服务的心态，你要感激人家，给你提供了一个练功的机会。

当我们把念头转下来以后，按摩、徒手操作的时候首先是不累的、心情是愉悦的、疗效是翻倍的。实际上，这就是按摩的心法。

⊙ 做按摩时千万不要次数太少

大家一定要记住，做按摩时千万不要次数太少。当僵硬点缓解了，你的不适点也会缓解。

比如肩出问题，要先在肩周围找，要知道是肩本身出问题造成的，还是由别的原因造成的。

你知道这儿有"贼"，第一时间要跟"贼"谈判，谈判不是把"贼"打死，怎么办？把它搁在这儿，跟它谈判，别偷我东西，大家相安无事。什么意思？帮"贼"把门打开，让"贼"出去。虚邪贼风聚在这儿，要把这些"贼"去掉。你把门都打开以后，人有组织通道，就顺着另外的通道走了，不一定走神经血管。

大家一定要记清楚手法的目的，不管用什么手法，最终都要让"贼"出去。

古人说手摸心会、手随心转、法从手出，这是一个用心的活。手法诊断就是治疗，因为你在摸的时候，一定会摸出跟正常组织不一样的地方。只要有形体改变，比如发僵、发硬、发结、凹凸，一定是有问题的。做手法时指甲尽量不要太长，不要涂指甲油。

跟大家重点说一下，当你提捏抓的时候，就是用拇指、食指捏住轻轻地碾，把局部异常组织碾掉。

2.徒手诊病法：摸法

⊙ "遍山寻贼"：手摸心会，有病我先知

在徒手健康法中，除了点按、抓拿、拨揉三大复合型手法外，还有一个徒手诊病法——摸法。

什么是徒手诊病法呢？就是通过触摸手法找到身体上的疾病对应点，感受寒热、滑涩、凹凸、软硬、板结等症状。

中医有一本经典医书叫《医宗金鉴》，其中对摸法有一个要求，手摸心会，即通过手对身体的触摸，用心去体会手下的感觉，是寒是热，是松是紧，是滑是涩，这主要是检查内脏的功能；是凹是凸，主要是检查脊柱的错位、脱位、突出、膨出，甚至是否骨折。

在传统的按摩手法中，关于用摸法来诊断有一个专有名词，叫"遍山寻贼"。简单地说，就是在后背上找"贼邪"（疾病的表现），也就是找寒热、滑涩、凹凸、软硬、板结等病理反应。手随

心转，法从手出，"贼"也就被抓住了。

比如患者趴下来以后，你在他的后背上反复摸找，你可能都不用直接挨着皮肤，就在离他后背两三厘米处，哪个位置是凉是热，手是能感应到的，你如果把手往那一放，会有一些凉热或湿漉漉的感觉。

有些人的后背，你一摸特别毛糙，特别干。还有一些人，你拿手一搂就感觉湿乎乎、黏黏的。

你具备了这些诊断方面的知识，治疗起来就太容易了。

当用手发现"贼"（病灶）之所在，我们就要进行有效地对治，通过对心情的调理、饮食的调理、运动的调整、性情的调整，让身体达到一个整体的平衡。

⊙ 如何发现疾病在身体上的反应点（"贼"）

经过多年临床，我发现一个人身体健康时，皮肤是松软、细腻，很有弹性的。相反，一旦身体有了毛病，那么在身体的某个部位就会相应出现寒热、滑涩、板结等病理反应。

通过摸法寻找疾病的反应点，并配合相应的手法，让人体气血能量重新恢复，才能把病邪从身体中彻底解决掉。

（1）寒邪在身上的反应点

按照《黄帝内经》来讲，寒就是阴邪，非常容易损伤人体的阳气。如果外在的寒邪侵袭人体的皮肤表面，就会全身怕冷、打喷嚏、流清鼻涕，甚至发热无力。

寒邪伤人后很容易形成寒气凝滞，导致局部肌肉僵紧，比如常见的老寒腿及风湿骨病等。还有一种情况是我们常说的腰酸背疼腿抽筋。

《黄帝内经》总结道："寒主拘急收引。"什么是"拘急收引"呢？其实就是抽筋，机体受寒后向内收缩不能外展。

我们在使用手法进行触诊时，首先要学会分辨肌肤表面的温度。寒在人体的表现就是凉，用手一摸感觉发凉甚至寒气袭人就基本上可以诊断为寒邪伤人。

（2）热邪在身上的反应点

热邪伤人很容易耗损人体的阴液，也就是水分，所以会导致皮肤干燥，身体生疮甚至尿血等。《黄帝内经》对热邪的描述是"纵缓不收"，临床表现是皮肤肌肉的弹性降低，很松弛，用手触摸时感觉局部会发热或发烫。

当体表出现了局部的疮疡如带状疱疹时，也会有发热的情况。有的人体表长了肿瘤、疖子，摸其周围红肿热痛，且体表的温度也是热的。

因此在运用手法进行保健预防调理时，首先要分清寒热再去治疗，做到心中有数，不是盲目地治疗。

如果是寒，用手法和艾灸治疗效果很好；如果是热，用刮痧、刺血的方法比较对症。

还有一种是寒带着湿。比如，摸着脖子很凉，潮乎乎的；而有的人在夏天手出汗发黏，但是不热且发凉，就是湿滑，用手一触皮肤黏黏腻腻，这是一种水湿之象。

湿有时候带着寒，有时候带着热，要仔细区分。在调理时可以用火罐祛湿。

（3）涩：皮肤发涩，往往伴随着干涩

涩的感觉就是皮肤发涩，往往伴随着干涩，大部分情况是体内水分少、热重。比如，有的人小腿外侧的皮肤很粗糙，毛孔粗大，用手触摸会有扎人感，而且很涩，每到冬天就开始掉皮屑。这是一种血瘀现象，医学上称为肌肤甲错，是干血劳的一种。施治时，一定要用大剂量手法把局部郁结组织解决掉，活血化瘀。

（4）凹凸：意味着椎骨错缝

如果一个人从颈椎到尾骨的椎体出现向外凸起或向内凹陷的症状，就意味着椎骨错缝了。

还有就是在体表比如后背、前胸上有一些小的粉瘤。

长脂肪瘤的人往往是吃肉、喝凉的，体内的阳气不够，不能把肉充分转化成能量，而积留的部分就会沿着经络在体内循行，如果某个部位感受了外邪，就会形成小的脂肪瘤。

还有一种是皮肤板结，比如有的人手腕上起了一个大鼓包，西医称为腱鞘囊肿，里面有很多组织液，如果清不出去就会变成硬结。

再如，有的人从侧面看，他的脖子与肩基本上呈一体，又叫"铁板肩"。在他大椎穴上下的位置会有很大的圆的硬包，如果不早点消掉，迟早引起脑血管疾病。

（5）身体发硬就要生病，哪儿发硬哪儿生病

老子说："抟气致柔，能如婴儿乎？""抟气致柔"就是指小孩的皮肤松弛、柔和、不僵紧、有弹力。什么是抟气？就是一种非常祥和、柔的状态，一团和气。

这句话是说，我们成人通过后天的修炼，全身的皮肤能不能像婴儿那样一团和气，没有任何的僵直点呢？

要知道，三岁以下的小孩，不管是男孩还是女孩，只要在身上找到发硬的地方，就说明这个孩子的身体一定不健康。比如有积滞的小孩，后背一定是僵紧的。

我在临床中发现，身体体表僵硬出现的概率较大。

一句话总结：身体发硬就要生病，哪儿发硬哪儿生病。而且

有时会有酸、麻、胀、痛的感觉，现代人称之为痛点。

怎么判别呢？捏一捏七岁以下身体健康小孩的身体，然后再捏一捏自己的，对比一下，哪儿不一样，哪儿就有病了。这个方法不仅简单，还特别实用。

前些年，我带了一位学生学习按摩。我让他做一个试验——摸七岁以下健康孩子的皮肤，不管是男孩还是女孩，他们的皮肤一定很松软，有弹性。如果小孩的背部摸起来又僵又紧，大部分是受寒了。

我告诉他，只要小孩身上没有的，而自己身上出现的，这就是多余的。当时就忘了嘱咐他一句：成人有些地方与小孩不一样。

结果，他对比之后发现自己身上很多地方都不对，于是哪儿不对便在哪儿揉。两个月下来，他的身上全是结节。

我问他这是干吗？他说都揉开了。我告诉他："你这是得病了。"成人跟小孩是有区别的。人随着年龄的增长，身体有一些地方会出现瘀阻。比如我们的第二掌骨周围不是很平，有一些高低起伏，包括与受力习惯都有关系。

其实，我们成人受外界因素的影响，总是磕磕碰碰的，局部会有很多地方跟小孩不一样，所以要区分是正常的解剖部位还是病理损伤。比如，从事体力劳动的人手上有很多老茧，这不能算是病，而是人体自我保护功能。

3. 如何打通长寿三关：玉枕关、夹脊关、尾闾关

在人体颈部、背部、腰骶部有三个非常重要的关口，也是我们人体上的三个生理解剖位置。

从头部枕骨下缘到大椎穴的位置叫玉枕关；从大椎向下到与胯平行，上下背部两边的位置叫夹脊关；从胯部直到尾闾穴（尾骨下缘）叫尾闾关。

这三个部位是人体阳气上升的三条主要通道。所以，保持三关畅通，对于我们治病与保健有着非常重要的意义。

⊙ 通玉枕关，头脑清晰，神清气爽

位于颈项区的部位叫玉枕关，也就是枕骨下缘一直到大椎穴的区域。

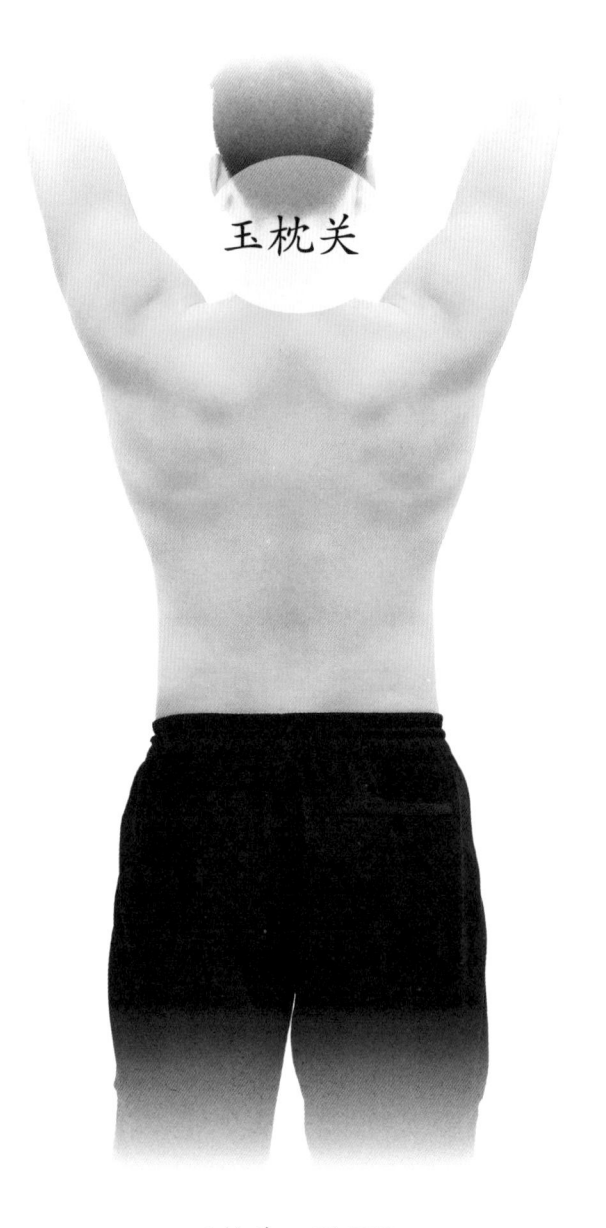

玉枕关－颈项区

　　在枕骨下缘正中的位置有一个穴位，在针灸学中叫风府穴，其两侧的穴位叫风池穴，而大椎两侧的穴位叫风门穴。

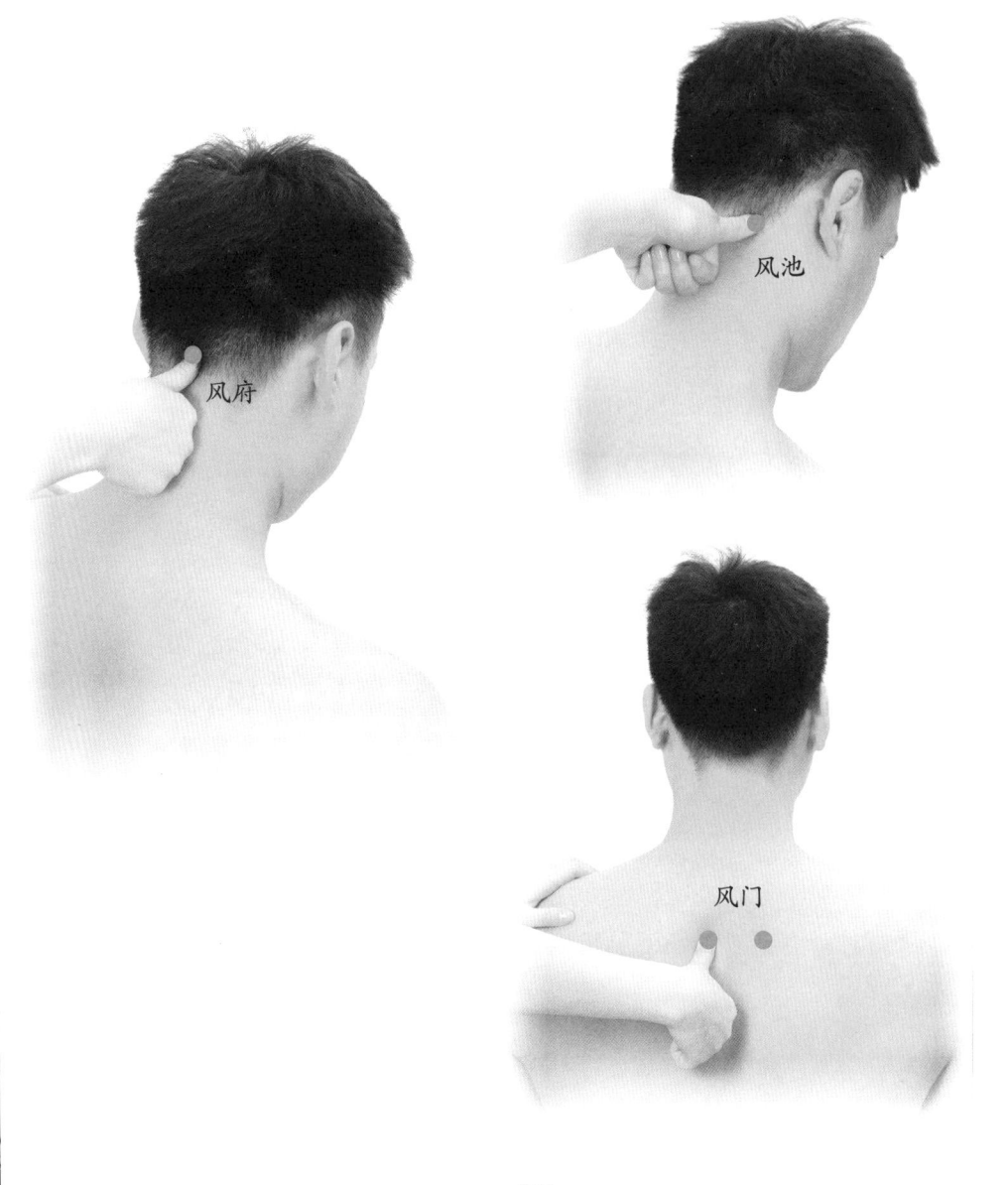

在一掌的范围内有五个与风有关的穴位，说明这个位置是极容易感受外界风寒的区域。

如果玉枕关不通，我们的脖颈就会发僵、发硬，触摸时甚至感觉两侧的棘突一边高一边低，以致影响整个头部的功能。

比如头晕、恶心、眼花、耳鸣、近视、青光眼、咽喉炎、慢性鼻炎、偏头痛等，都与玉枕关受阻有很大关系。

尤其是一些女性朋友，晚上九十点钟洗完澡，头发没干就上床睡觉了，很容易造成第二天早起时偏头痛、落枕或者颈椎不适。如果没有受凉史，也不吃凉的，对寒湿也很在意，但就是有湿邪的现象出来，这往往跟错误的洗澡、洗头习惯有很大关系。

打通玉枕关，能够让颈动脉更好地供血、供氧，让头脑更清晰，眼睛明亮，神清气爽。其手法非常简单，但不要太重，主要是捏、抓、提、点、拨等。

比如我们用手法去捏枕骨下缘，耳朵后面正中的位置，如果这个地方很僵紧很硬，说明风、寒、湿都聚在头部。如果不马上解决，慢慢地，头晕、眼花、视物模糊等症状都会逐渐加重。这时，我们可以用抓拿、拨揉、点按等手法，把局部僵紧的组织松开。

同时，也要对比一下颈椎两侧的感觉，是硬还是软，是否一侧高一侧低。如果两侧都很硬，有头痛也是整个头痛；如果两侧颈夹肌位置一侧紧一侧硬，往往会引起偏头痛。有时候发热，可

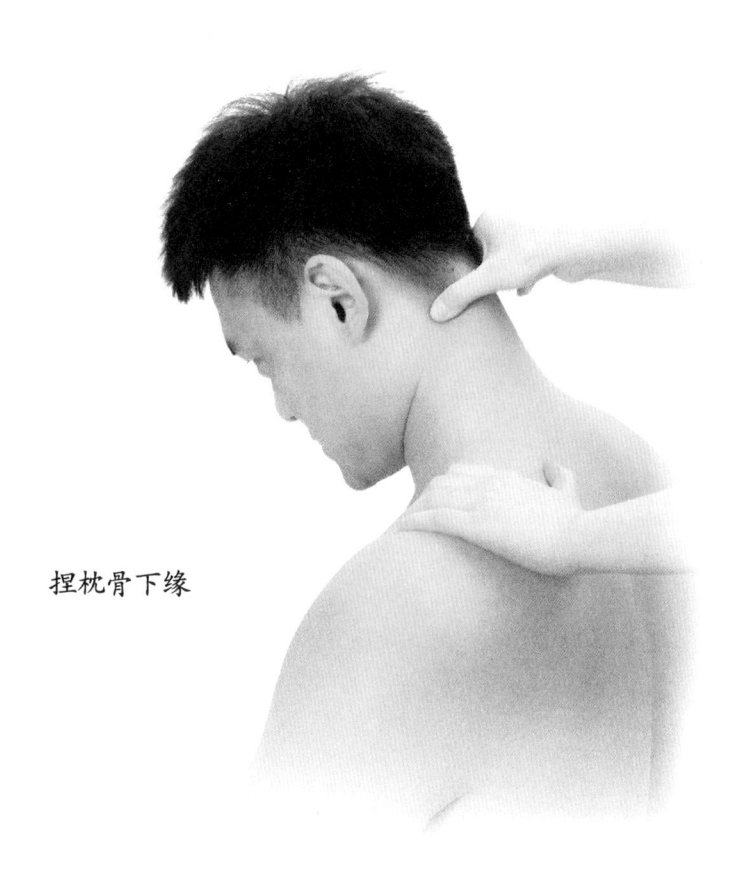

捏枕骨下缘

以用手蘸点凉水，在大椎穴位置上推擦，有很好的退热作用。

　　在整个手法治疗中，痛是正常的，因为"通则不痛，痛则不通"。

　　总之，如果玉枕关的肌肉组织都正常了，一些头晕等不适症状，甚至血压升高的现象，都会得到有效缓解。如果手法好，还能够达到临床治愈。

在做手法的时候，指甲不要留太长，以免伤到皮肤；而且一定要记住手法的要领：轻柔、和缓、持续、渗透、有力。

另外，手指千万不能凹进去，一定要顶出来。当手指向外鼓的时候，力量是直线下行，很小的力量就会产生巨大的效果。

⊙ 通夹脊关，"遍山寻贼"，让疾病无处遁形

徒手健康法中，关于夹脊关的手法治疗，与教科书上记载的华佗夹脊穴、膀胱经调治法不甚相同。我讲的主要是拿捏人背部的两条大筋。

我们说一个人孔武有力，或者小说中描写武术高手时常用到一个词，叫膂（lǚ）力甚深，这都是说这个人后背的肌肉很强硬，力量超出常人。

实际上，背部的两条大筋也是人身上最精华、最精密的组织。因为组织很缜密，离我们的脏器又近，所以有很好的保护内脏的功能。

我们调治夹脊关的时候，要把范围扩大，不要单纯地在华佗夹脊穴上去找。换句话说，在徒手健康法中，夹脊关的调理范畴涵盖了传统华佗夹脊穴、督脉、膀胱经的穴位。

调理夹脊关对人体的影响非常大，如果有以下任何一种症状，比如长期慢性咳嗽、哮喘、心慌、心悸、食欲不振、恶心、呕吐、

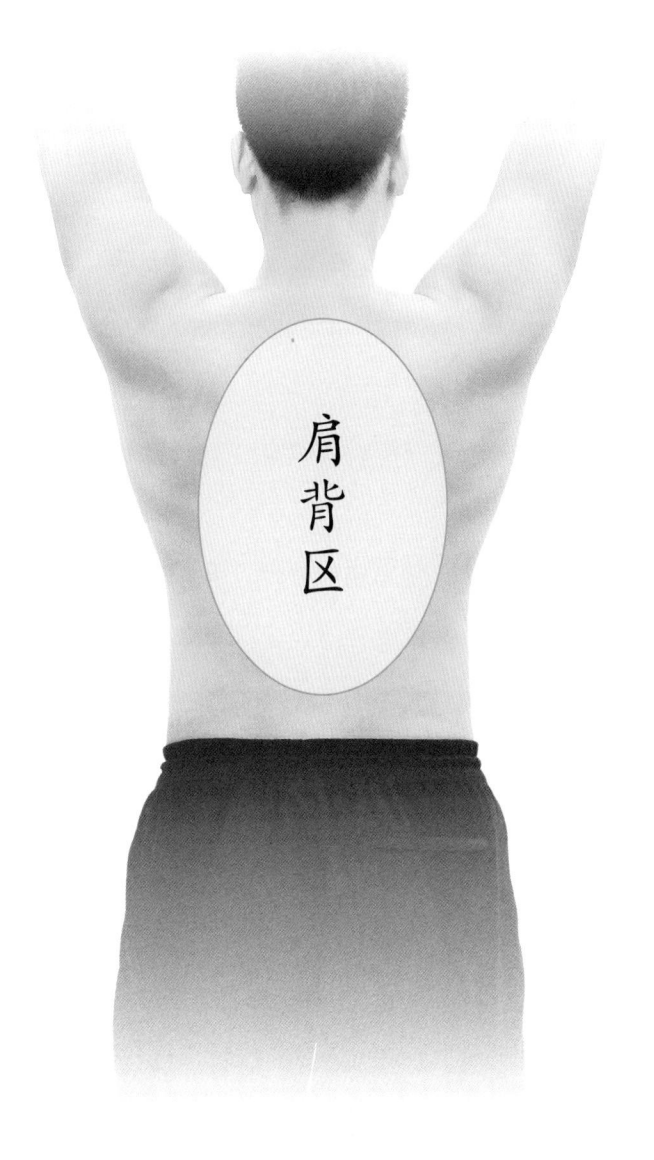

肩背区

夹脊关－肩背区

腹胀，甚至肝区疼痛、小腹冷痛，都跟夹脊关失调有关。其调治手法很简单，就是"遍山寻贼"。

《易经》中的艮卦对应人的后背，艮为山，后背是属于山的范畴，所以把人体的背部比喻成山，在山上寻找潜藏着的病邪。

具体在哪儿找呢？以背部督脉为中心，向左右两侧膀胱经展开，循夹脊穴两侧，通过手法进行触摸，找到不同的反应点。

如果找到了"贼邪"，探到了寒热、滑涩、板结等情况后即可用手抓提、抓拿，也可以配合拨揉法、点揉法或点按法。两侧的手法相同。

因为夹脊关位置的肌肉比较丰厚，我们有时要借助肘关节的力量进行点拨。大家一定要注意，不要用肘关节在脊柱的正中点揉，这是非常忌讳的。如果肘尖不小心碰到棘突，引起棘突发炎是很麻烦的事情。

在这里告诉大家一个我多年总结出来的、临床证明非常有效的手法：

首先把一只手的大鱼际放在患者的脊柱正中，然后另一只手的肘尖卡在食指、拇指的窝中进行点拨、点按、拨揉。这时候可以加上点自身的力量，如果施治者瘦弱，可以头部向前，把重心前倾，力量就会加大。如果对方比较弱小，就没有必要使用肘关节，直接用双手大拇指叠加拨揉就完全可以了。

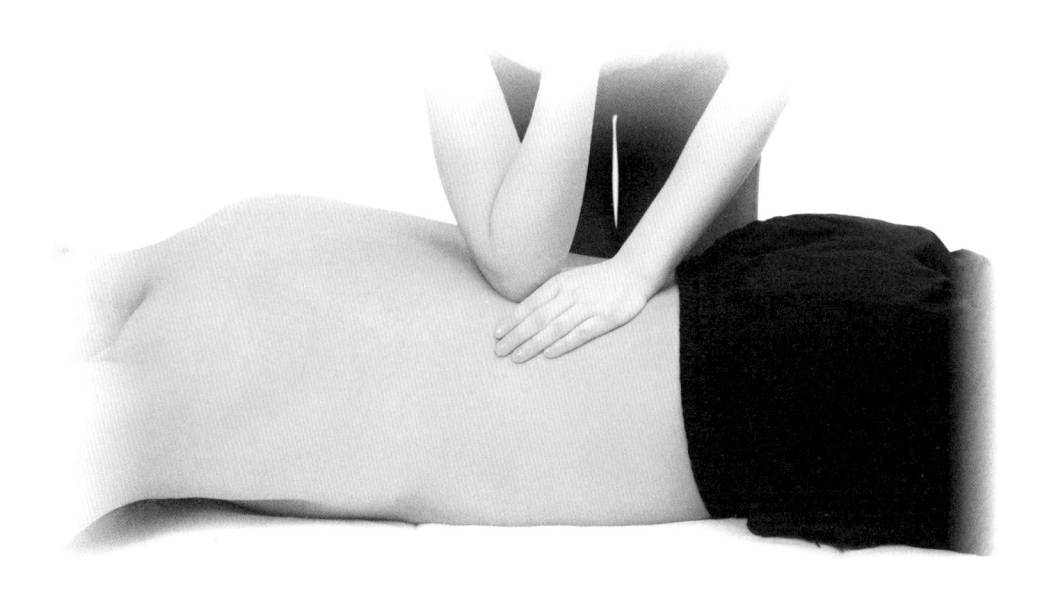

调治夹脊关

⊙ 小儿捏脊的手法:"擀皮"

古人有句话叫:"若要小儿安,三分饥与寒。"现在生活条件好,恰恰是冻不着、饿不着。很多家庭只有一个小孩,对孩子过多溺爱。小儿病是"二太病",即太阴病、太阳病,不是伤风就是伤食。

给大家介绍一个传统的小儿捏脊的手法,其实很简单。

047

　　成人做治疗的时候，比如治疗高血压、糖尿病，一定是从上向下反着推。在正常情况下，从人的尾闾位置向上捏，沿着脊柱正中捏三下提一下，如果提不起来，说明有湿积。

　　对孩子的要求是这样：先沿着脊柱正中捏三下提一下，一直捏到大椎穴。沿着左边这条大筋再捋，也是捏三提一，一直到肩胛下缘的位置就可以了。右边也是一样。

　　这个手法在东北地区叫擀皮。小孩食欲不振、消化不良、发

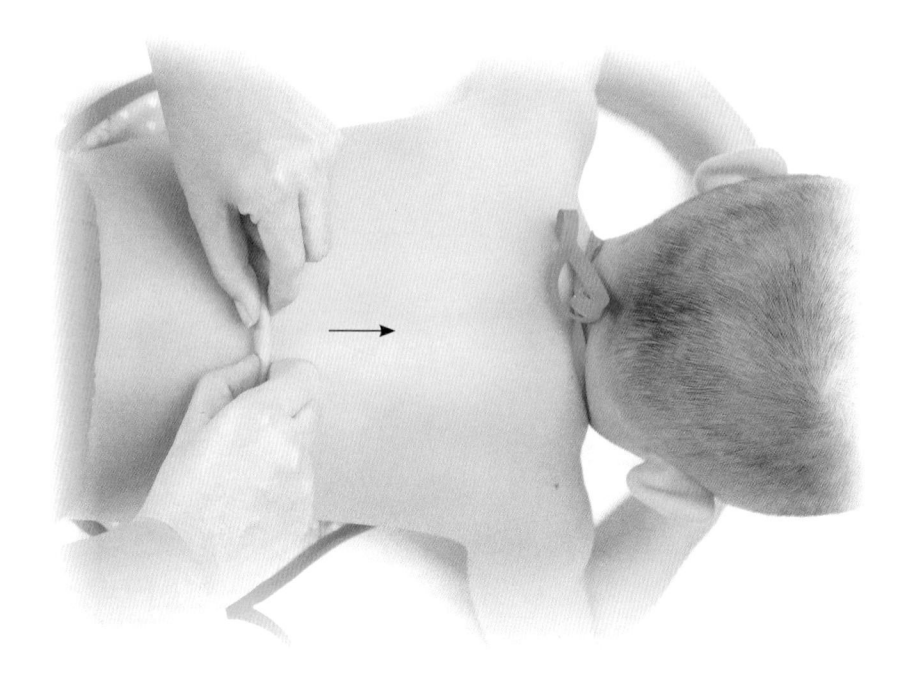

捏脊

育不良，甚至不长个儿，都可以通过捏脊进行有效的治疗。

道家医学认为，人从七岁开始，慢慢地气息不是从下往上走，而是从上往下走。到了成人，尤其是三十岁以后脚底虚，四十岁左右走起路来，很多人脚底发飘。所以，有一句话讲"人过四十气变虚，阳气由下往上欺"，一点点地会造成头重脚轻的感觉。

成人捏脊的手法正好相反，从大椎穴开始一直向下推，也是捏三下提一下，一直要捏到尾闾的位置。两边也是这个手法。捏的过程中，我们不是乱捏、瞎捏，一定要体会手下皮肤的僵紧跟硬结。如果这个硬结捏不掉，白受罪，没有任何作用。提一下是把皮下的粘连松开。这是成人捏脊和小儿捏脊的区别。

捏完以后，用手摸一下，背部是发热的，皮肤微微发红。吃药短时间不会有这种感觉，我个人形容为这种手法是祛瘀生新。孙真人讲血运则百病不生，所以要让我们体内的气血升腾起来，活起来。这个手法就是很好的活血化瘀的方法。

⊙ 通尾闾关，擦八髎，短时间内恢复体力和精力

尾闾关位于腰胯部到尾骨的腰骶区，包括整个臀部位置。这个区域虽然不是很大，可对人体来讲是非常重要的部位。

现在很多上班族久坐不动，疏于锻炼，导致臀部松垮、变形。

另外，很多女性朋友的痛经、月经不调、子宫内膜异位症、

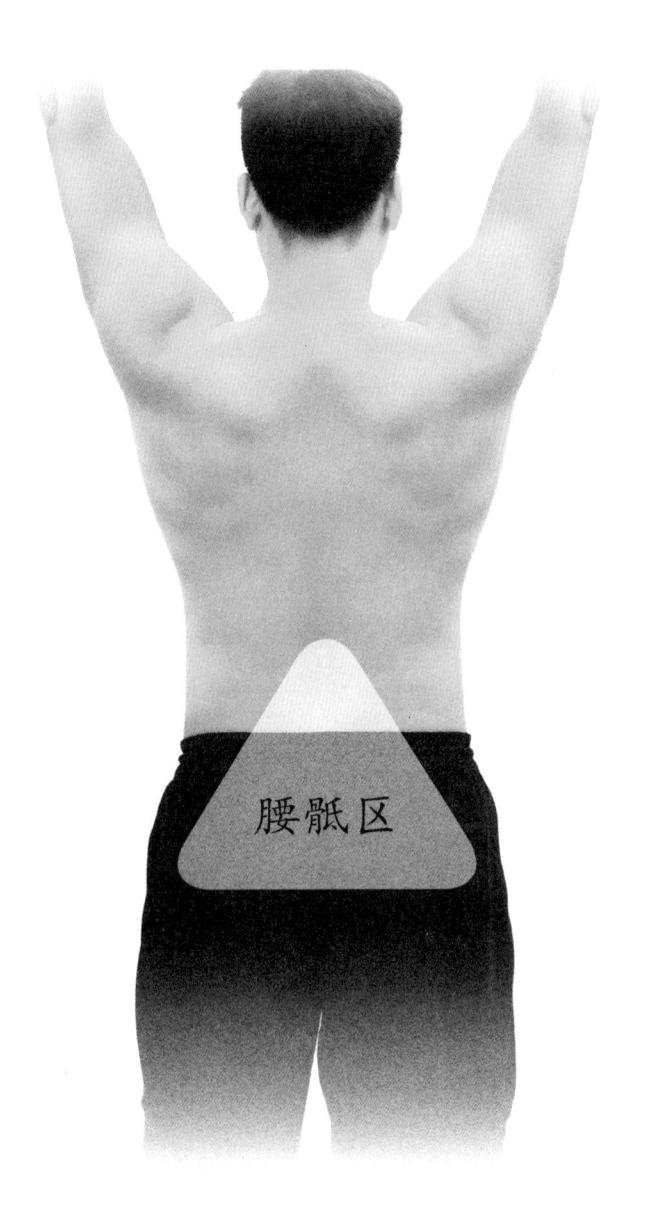

腰骶区

尾闾关－腰骶区

卵巢囊肿、子宫肌瘤等疾病，都会在尾闾关有不同的反射和显像。

而男性不育症，精子存活率低，以及阳痿、遗精、早泄等都与尾闾关有关系，甚至痔疮在尾闾关也有反映。

尾闾关的调治手法不是很复杂，就是把自己的双手拇指叠加在一起，先在环跳穴位置进行点按、拨揉。

大家记住，以胯部为中心点，向下的位置都可以拨揉。如果在使用手法中感觉到很累，也可以把肘关节固定在环跳处，直接用肘尖进行拨揉。拨揉的时候注意把自己的对侧手掌张开，用拇指与食指之间的手窝固定住肘关节，再进行手法治疗。

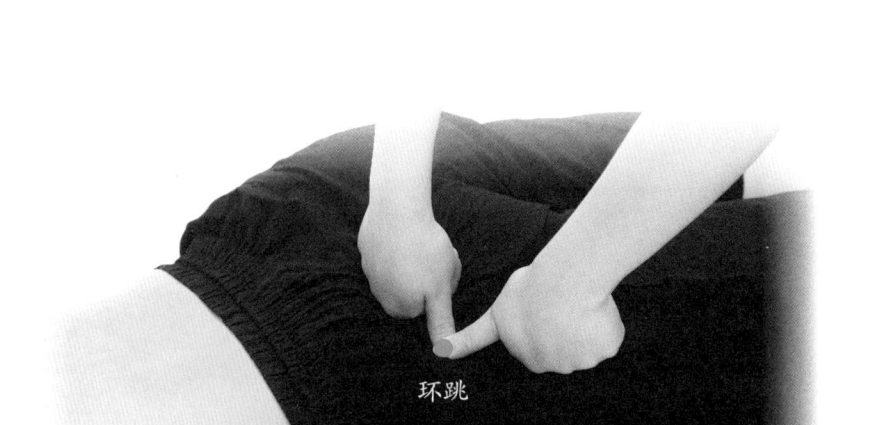

环跳

拇指叠加点揉环跳穴

这是属于保健手法，而单纯使用手法治疗的时候，力度要重一些，可以直接进行抓拿。

女性朋友如果有带下过多、宫寒、痛经、小腹冷痛、下肢凉等问题，往往尾闾关甚至八髎部位是很僵紧的。这时，我们除了用手法进行拨揉、点按、抓拿以外，还可以用一个补益手法（男女老少都通用）——推擦八髎法，用手吸住胯骨下缘向上的位置，使其从头到脚晃起来。一般推擦二十分钟左右，症状就会得到很大缓解。

尤其是久坐办公室的白领，如果一天工作下来，请家里人帮忙推擦一下八髎穴，对短时间内恢复体力和精力有非常好的效果。

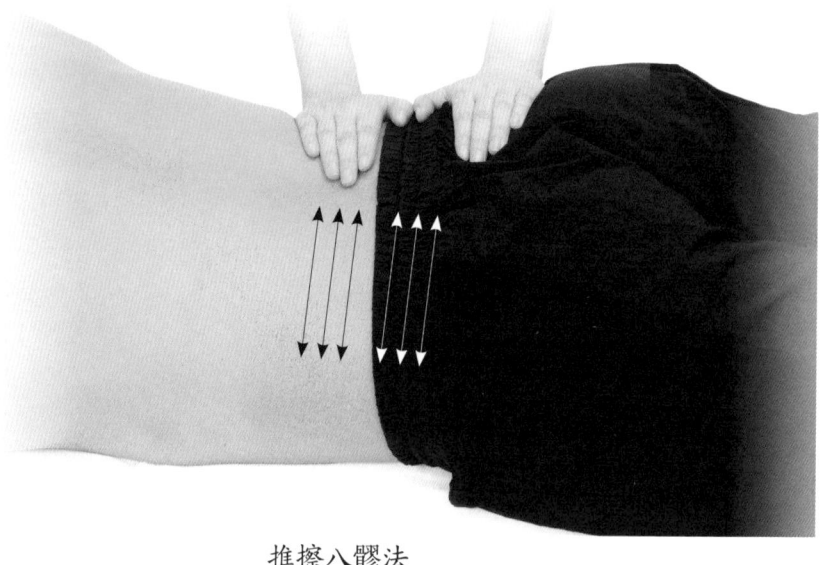

推擦八髎法

⊙ 手法口诀一：轻不离肤，重不着骨

大家一定要注意，在运用手法过程中切忌暴力，要很轻、很柔，做到沉肩、坠肘、松腕，千万不要较劲，否则操作两三分钟以后自己就很累了。要学会利用对方身体的力量推出去，而不要拉回来。

关于手法的使用原则，古人讲求"轻不离肤，重不着骨"。"重不着骨"指的是什么？就是不要直接按到骨头上，不要跟骨骼发生关系，一定要学会用听劲。

换句话说，手法一定要巧妙，不能使僵劲、拙劲，否则对施术者与被施术者损害都是非常大的。

⊙ 手法口诀二：三窝放松

在做手法治疗的时候，一定要记住一句话——三窝放松，即两个肩井窝加上心口窝一定要放松下来。如果做手法时三窝发紧，就说明自己处在一个紧张状态没有放松下来，这样施术对自己是有很大伤害的。

在所有复合型手法中，我们每调治完一个部位，一定要对这个部位进行充分的手法放松。怎么放松呢？其实就是摩挲，用手轻轻地按揉。人的肌肉是有记忆的，尤其在对背部进行抓拿、点按、拨揉以后，通过手法的摩挲，让肌肉回到自己原来的位置，

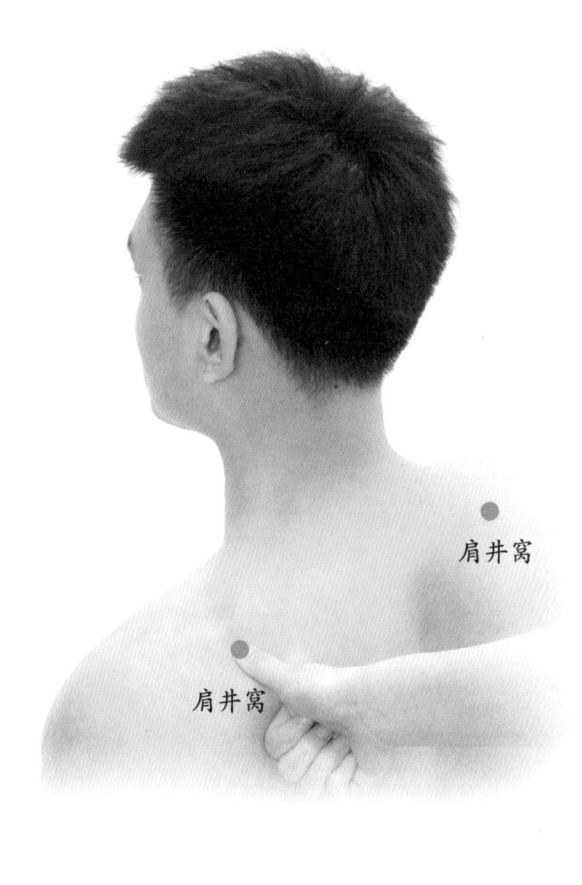

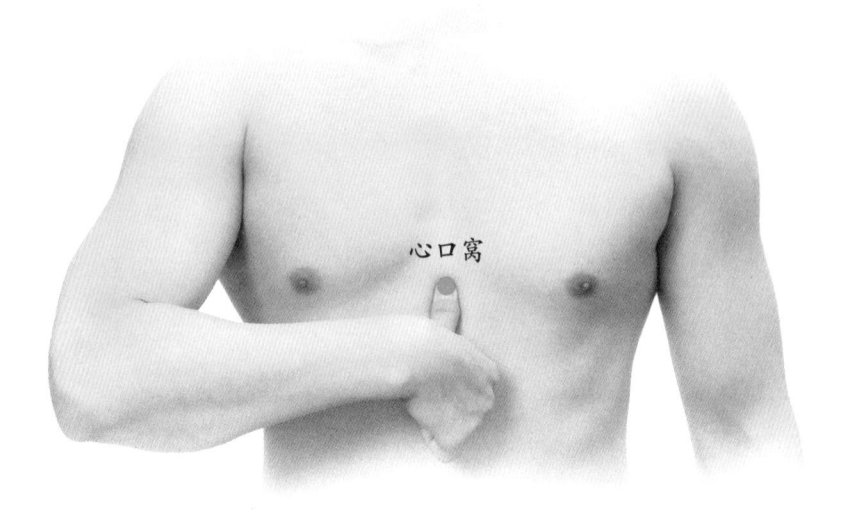

三窝放松，即两个肩井窝加上心口窝一定要放松下来

这样才能够促进气血循环，加快新陈代谢。

在生活中，如果小孩不小心摔了个跟头，摔疼了或者磕着了，妈妈往往会把孩子抱起来，用手摩挲几下，再说一句"宝贝不哭"，事情就过去了。

其实，摩挲是一种能量的传递。通过双手，心到、意到、力到、气到，能量传导过去，对局部起到很好的舒筋、活血、通络作用。这个手法往往在亲人之间最管用。

过去，很多人对通过手法调理身体不以为然，认为捏捏拿拿不过就是一种放松。后来我在临床中发现，不单纯是放松这么简单。因为放松之中还有非常重要的意义在里面，只有手法做到一定程度以后，通过自己的身体感悟才能知道手法的无穷妙用。

⊙ 手法口诀三：起手松肩

在徒手健康法中，还有一个开山的手法——起手松肩。也就是说，在调治疾病之前，一定要先拿捏肩部的肩井穴。在中医看来，肩井穴可以治疗五劳七伤，平衡各脏腑的气机。基本上现在常见的慢性病，刺激肩井穴都能够得到有效缓解。

肩部是造成人体无意识紧张的重要的关口。有很多朋友平时爱耸着肩，其实这是下意识对外界的一种应激保护反应。

通过松肩可以把气放下来，人才能真正地感觉松弛。而整天

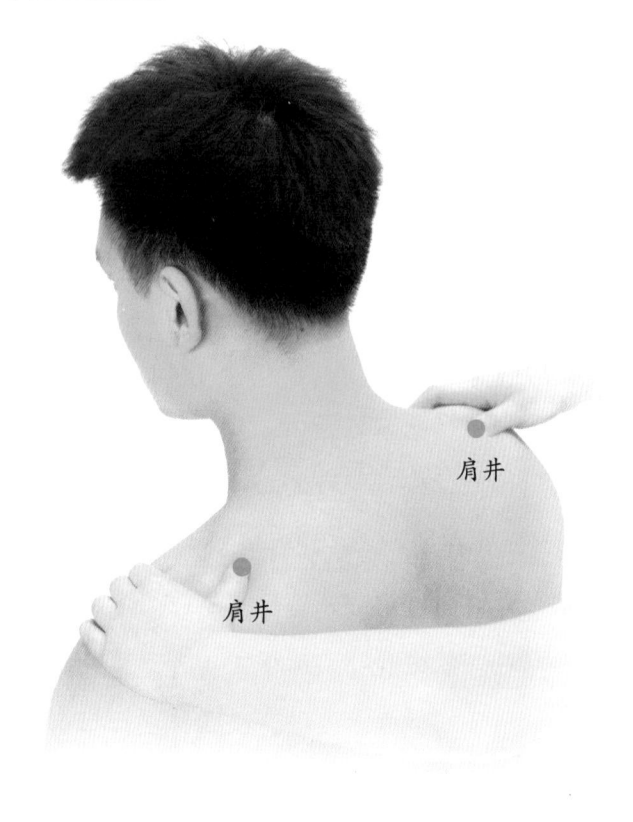

在调治疾病之前，一定要先拿捏肩部的肩井穴

提心吊胆的人，其肩膀一定是耸起来的，因为没有安全感。

其实，松肩是外在的刺激手法，还有一个内在的手法就是推腹法，两者都可以消除人的紧张感。

大家一定要注意，对于患有心脏病、脑出血等急性病，以及肺部有肿瘤的朋友，包括久醉之人，尤其是已有身孕的女性朋友，不要轻易拿捏肩井穴。

总之，徒手健康法简单安全、自然有效。掌握它，人体60%以上的常见病、慢性病都能够得到很好的调治。

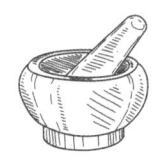

第3章

自诊自疗，
一次性祛除病根

手法是人的能量传导，你的能量场气场够了，
病邪一下就被灭掉了。

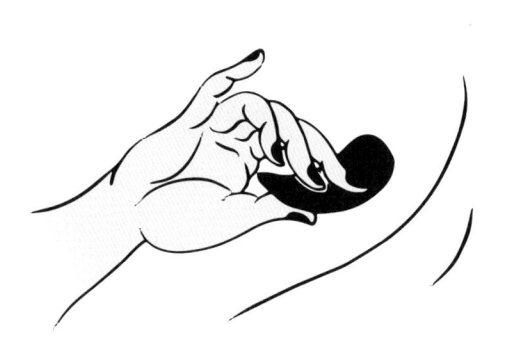

1.治过敏性鼻炎绝招：鼻子瞬间通气法

每年的春秋两季，在门诊上都能够遇到很多过敏的患者，尤其是患过敏性鼻炎的朋友非常多。

有过敏史的朋友都知道，每年春秋季节都会被讨厌的过敏症状纠缠一到两个月的时间，非常烦人。而且，如果今年过敏了，往往明年、后年还会过敏。

很多人到医院就诊时找不到治疗过敏的科室，可能会去看皮肤科，但医生会把你推荐到另外一个科室，叫变态反应科。其实，现代医学把人体的这种过敏现象称为变态反应是非常准确的。

有时候盲目使用一些抗过敏的药物，会引起皮疹，甚至导致内脏出现问题，因为如果毒素排不出去的话，会导致脏腑功能失衡，引起其他恶性病变。在临床上，这样的案例是很常见的。

有过敏症状的朋友是很痛苦的，每天早晨起来不停地打喷嚏、流鼻涕，在餐桌上吃饭时也要不停地擤鼻涕，非常尴尬，严重影响生活质量。在春季，如果遇到过敏性鼻炎患者，我都会给他制定一整套方案。

首先要给他开一剂鼻炎汤，就是用石膏、菊花清体内的热，把体内的风邪散出去，再用苏叶、薄荷开窍，对治疗过敏性鼻炎有很好的治疗作用。

往往开完汤药后再顺便告诉患者一个小妙招，这也是我治疗过敏性鼻炎引起的鼻塞症状的一个独家小妙招。

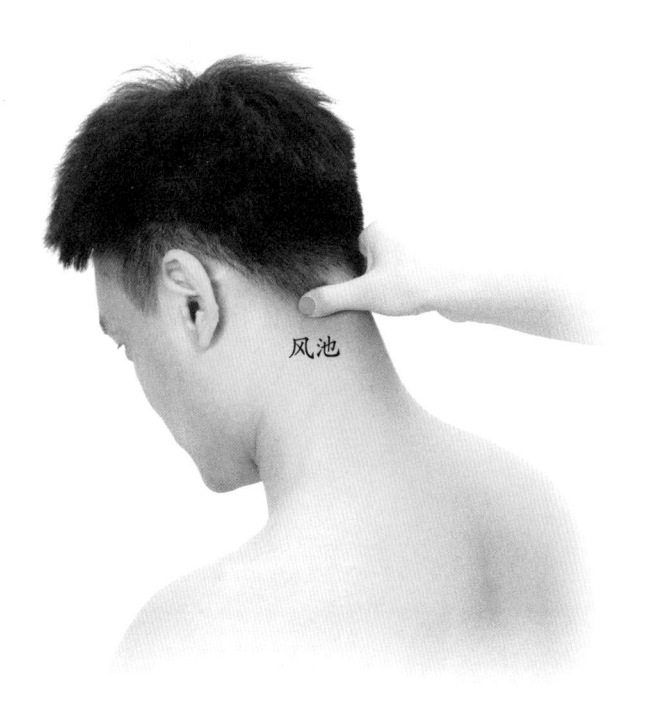

如果鼻塞严重，就在风池穴周围部位用力抓揉

按照我个人在临床上的理解，可以通过对脊柱和颈椎的调整来诊断、治疗过敏性鼻炎。

鼻子瞬间通气法

在人体脖子后面有两个风池穴，离风池穴上下左右将近五厘米的距离，会有特别疼的痛点，用手指轻轻一掐，一下子会疼出汗来，这时鼻子瞬间就能够通气了，跟变魔术一样。

请注意，对于风池穴周边部位，我们平时都可以用手点、按、抓、揉，哪个地方最疼就在哪个地方点一点，揉一揉，这样会有效缓解过敏性鼻炎的症状。

大家记住一点：如果鼻塞严重，就在风池穴周围部位用力抓揉。当然不能用蛮力，要很轻巧地找准反应点，慢慢地去按摩。如果自己下不去手，可以让家人帮着捏一捏，长期坚持效果非常可观。有些患者我甚至连药都不给他开，就让他回家坚持点揉风池区，收到了非常理想的效果。

2.徒手祛感冒

中医依据病因把感冒分成三种类型，即风寒感冒、风热感冒、暑湿感冒。治疗时，一定要先知道是什么原因引起的，然后通过相应手法的治疗才会立刻有效。

⊙ 风寒感冒，抓拿玉枕关

风寒感冒是什么症状呢？怕冷，发热，流清鼻涕，打喷嚏，浑身疼。

大家记住，风寒感冒一定是首先流清鼻涕，然后后脖颈发僵发热，怕冷。如果偶感风寒，一打喷嚏，一流鼻涕，最快的调治方法是什么？

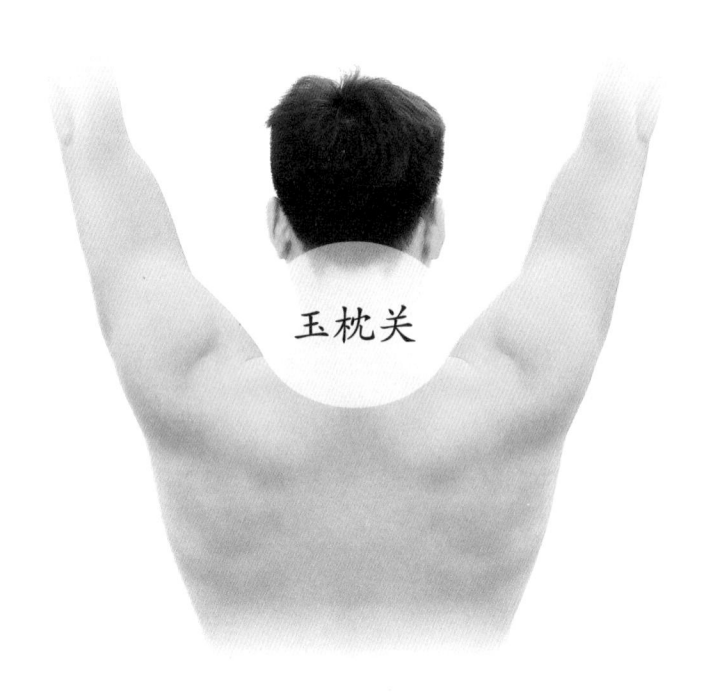

用轻微手法摩擦至整个玉枕关发热最好

在玉枕关周围进行放松，用轻微手法摩擦至整个玉枕关发热最好。然后再配合服用姜糖水，把一块 10 克左右的鲜姜切成末，加适量红糖，加水熬开三分钟，趁热喝，最好把姜也给吃了。喝完姜糖水盖上被子微微发汗后身上就暖了，脖子也不僵、不难受了。

⊙ 风热感冒，在大椎上下、风门两边刮痧

风热感冒，俗称热伤风。

风热感冒时，鼻涕黄而黏稠，伴有咽喉疼痛，而且基本上不怕冷，甚至总想吃点凉的。如何治疗呢？刮痧是效果最快、最显著的方法之一。

用刮痧板，如果家里没有刮痧板也可以从厨房找一把汤勺，蘸点刮痧油或者麻油，然后在整个玉枕关处的大椎上下、风门两边的区域刮痧。

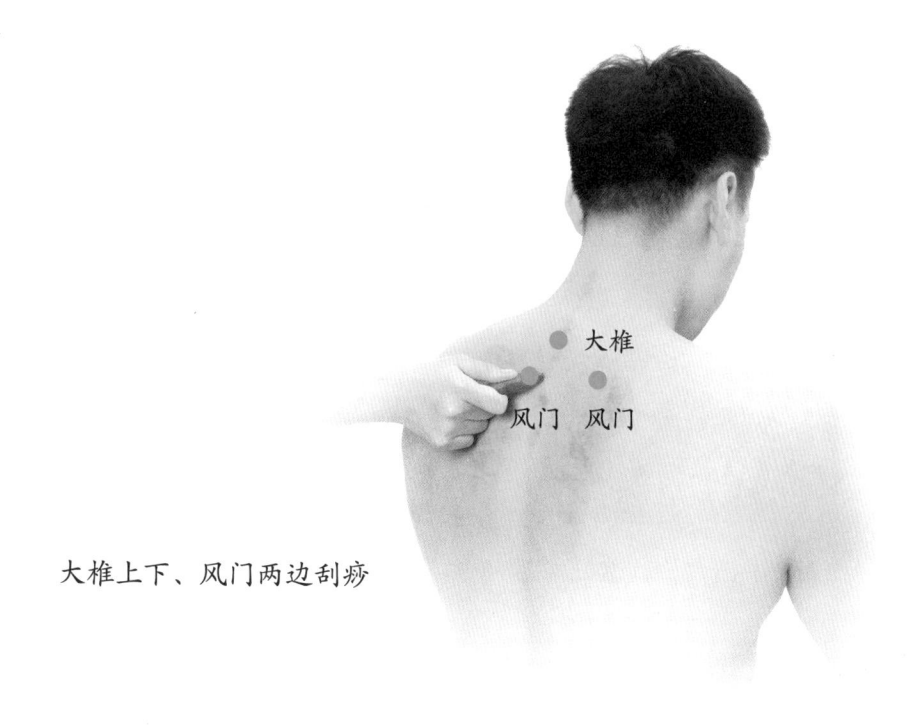

大椎上下、风门两边刮痧

操作手法是自上而下按照同一方向刮拭，不能往回带，一般刮拭三到五下就出痧了。超过七次还没出痧就不能再刮痧了，说明有可能不是单纯的风热感冒。

⊙ 暑湿感冒，服用藿香正气丸或胶囊，点按承山穴

暑湿感冒的症状是怎样的？鼻涕发黄，身体跟灌了铅似的特别沉，头发闷好像裹着一条湿毛巾，大便溏稀不成形，身上一阵冷一阵热，嗓子有时候疼有时候不疼。

暑湿感冒一般多发于夏天，最简单的治疗方法之一就是服用藿香正气丸或胶囊，可以清热除湿。

另外，在小腿外侧腿肚子的位置有一个穴位，叫承山穴，使劲点按它，祛湿效果非常好。这是我的亲身体会。

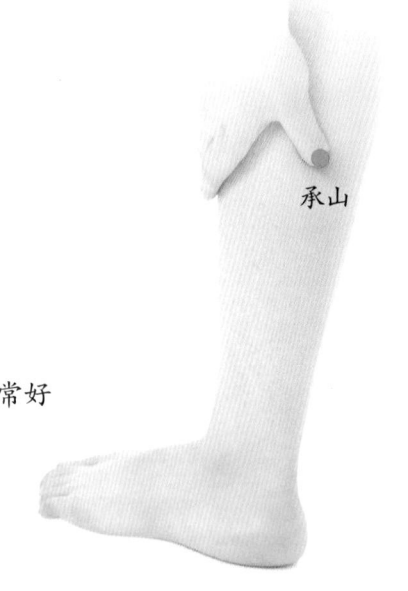

承山

点按承山穴，祛湿效果非常好

1991 年夏天，我在学校上课的时候突然觉得身体发沉、恶心，昏昏欲睡，同桌见我状态不对，问我怎么了。我说："浑身没劲，脑子沉，恶心，不舒服。"

他说："站起来，我给你治治。"说完就在我的小腿肚上找到承山穴按了下去，他体重比我瘦很多，但一下手就疼得我根本受不了。等给我治完之后，我一摸脑门冒汗了。再坐下来也不困了，不恶心了，不难受了，可以聊天了。就那一次，我记住这个穴位了。

如果你经常全身没劲，四肢酸懒乏力，怎么办呢？就按揉承山穴，按揉完马上会感觉身轻如燕。

换句话说，手法是人的能量传导，你的能量场气场够了，病邪一下就被灭掉了。

3.徒手祛颈椎病

经过多年临床实践，我发现所谓的颈椎病，在很大程度上不是颈椎的问题，更多的是项部出了问题，项部也就是我们俗称的后脖颈子。

玉枕关就在这个位置，这里很容易招惹外界风寒，所以在巴掌大的区域里有三个与风有关的穴位，风府穴、风池穴和风门穴。长时间伏案工作，过度疲劳等不良习惯，使得外界的风、寒、湿邪乘虚而入，以致项部僵紧产生了很多颈椎病的临床征象。

当项部玉枕关感受到风寒以后，大部分患者的两个肩部都会出现紧张僵硬的触感，甚至捏起来好像是捏在了汽车轮胎似的僵紧。这时就需要我们用手法来缓解，一旦僵紧的部位得到松解，一些因为颈椎病带来的头晕、恶心、难受的不适感就会慢慢地消失。

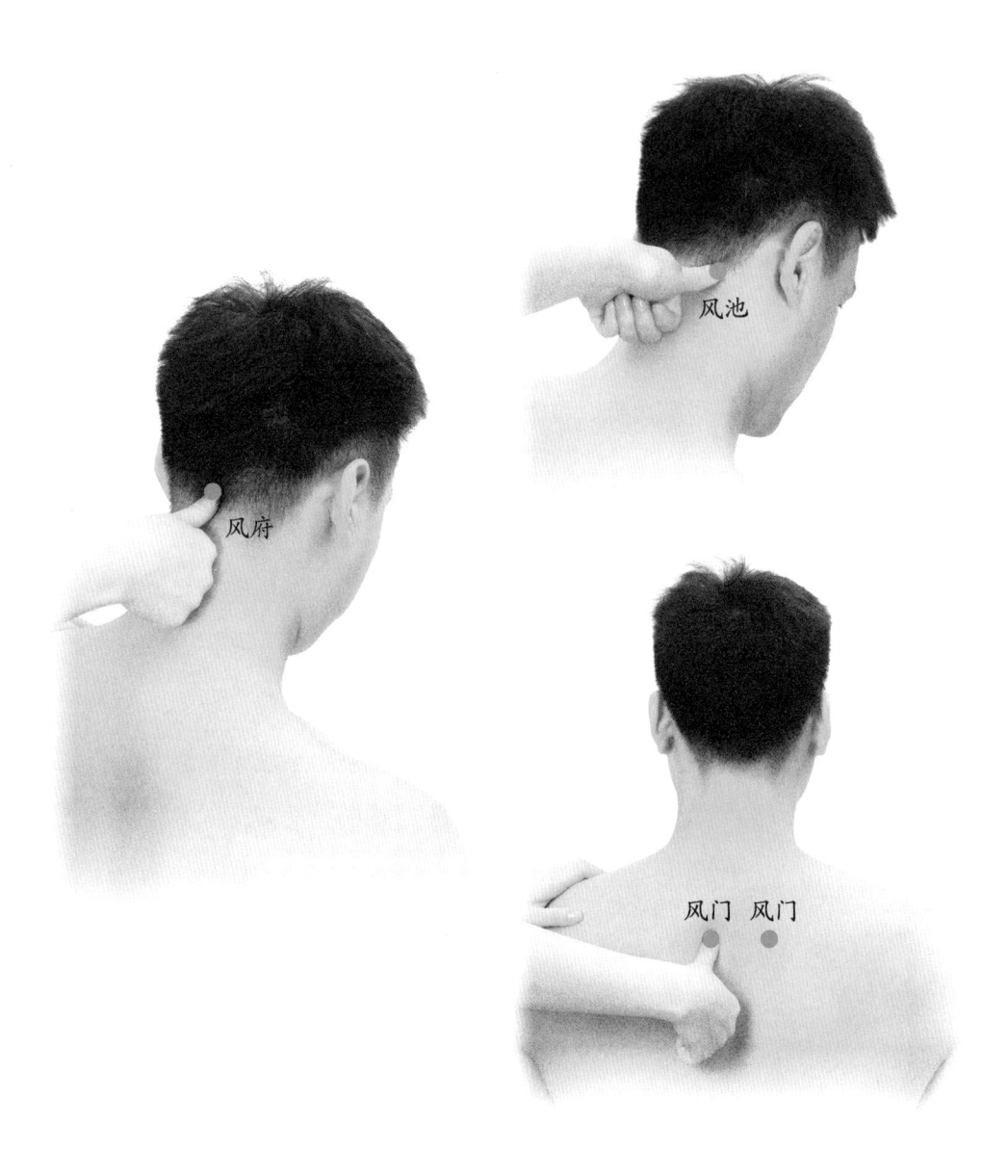

在巴掌大的区域里有三个与风有关的穴位

有人问我，在没有受到明显外力损伤的情况下，为什么人的颈椎有时候会突出、膨出呢？

人体结构是特别有意思的，一根椎体，两个胳膊，两条腿，两个耳朵，两个眼睛，而这两两相对的器官都牵扯到平衡、对称。

如果某人一侧眉毛高，一侧眉毛低，肯定是颈椎出了问题；一边嘴角高，一边嘴角低，嘴是歪的、斜的，肯定是腰椎的问题，因为不对称。

中医学认为，寒主拘急、收引。当一侧的肩背受寒，局部肌肉就会发生僵紧、板结的情况，同时会把另一侧与其对称的那部分肌肉给拽僵紧了，因为两边的张力是不平衡的。

当两边肌肉张力不一样的时候，拽过来了，人就歪了。如果风寒长期聚在这儿，慢慢就会把肌肉都拽过去，导致你的整个椎体发生偏歪。

所以在治疗颈椎、腰椎的时候，一定要讲"左右对应"原则。比如当你发现左肩硬了，要先把右肩松一下，让它的弹性恢复过来，然后肌肉会一点点移过来。

肌肉松弛过来以后，它往往会自动复位，或者通过某一个姿势进行自我归位，这些都是很简单的方法。

一般来说，颈椎、肩周病刚开始只是一个点或者一个区域的问题，但发展下去，会带来胯、腰的问题，进而引起走路姿势发生改变。

　　当外在姿势发生改变，五脏六腑的悬挂系统、正常的生理解剖位置都会发生改变，慢慢地，心悸、心慌、气短、疲劳、乏力、神经衰弱等症状，全出来了。

　　用手法治疗疾病的第一步就是先进行松肩。

　　为什么要松肩？因为肩颈部是整个人体毒素聚集的主要的地方。肩颈部两边有大量的淋巴，可以帮助有效地排毒。而运用点按、拨揉、推拿、抓提的手法把肩打开以后，就能够形成上下气血的流通。

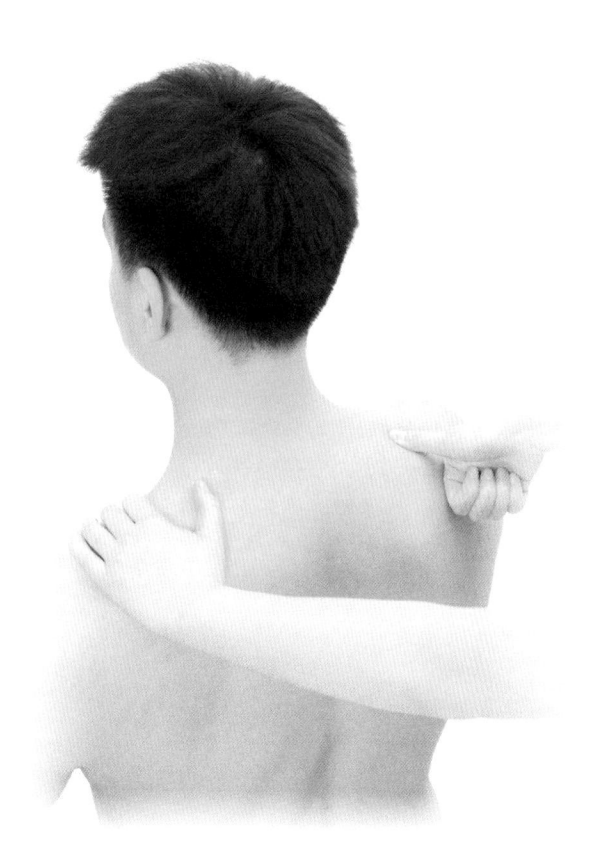

点按肩颈部

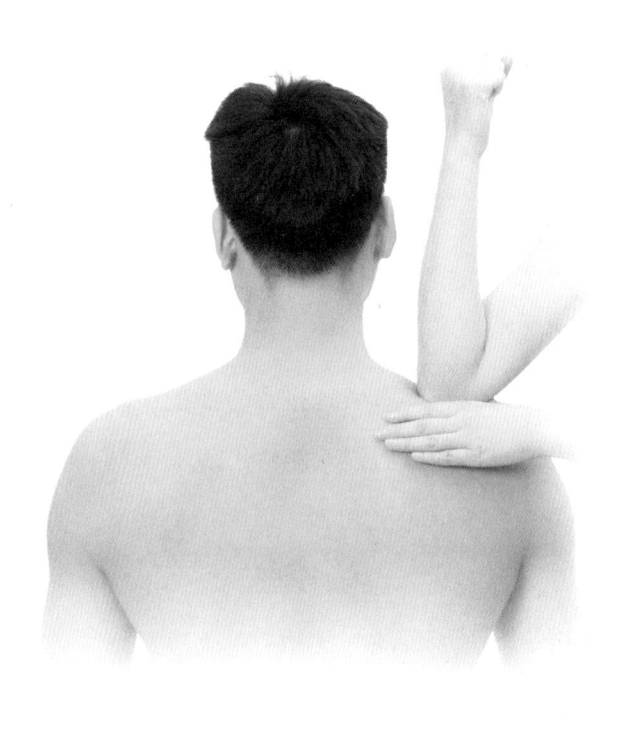

↑ 拨揉肩颈部

抓提肩颈部 →

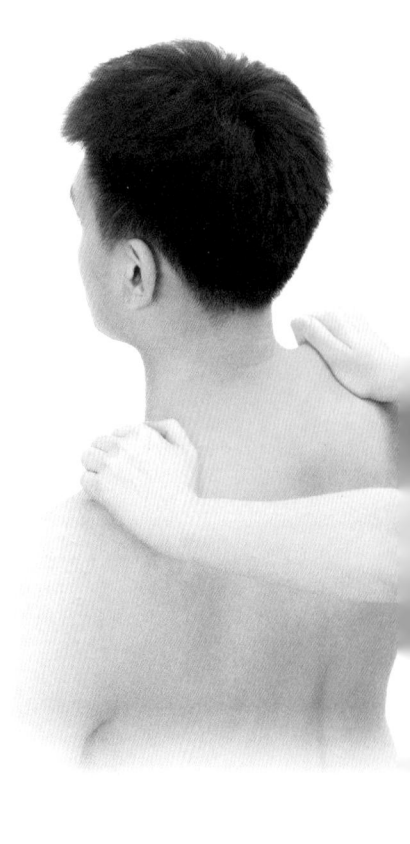

在日常生活中，一些不确定因素随时影响着我们，以致造成身体无意识地紧张，肩总是端起来。当出现这种情况的时候，我们第一时间要先把肩松开，然后再用手法一点点地慢慢调整。

颈椎治疗起来不复杂，但有很多手法的禁忌。比如先天性的出娘胎就歪脖子的人，遇到突发事件，如车祸的人，长期吃激素，骨质疏松特别严重的人，这三类人，都不便使用手法进行调治。

简单来说，调治颈椎病可以运用点按、抓拿、拨揉的手法松肩。只要把肩颈部的僵紧、板结给按揉抓拿开，会收到很好的效果。

但是，如果年龄大了，手法的力量跟不上了，我们再给大家介绍一种辅助措施，也可以"擀"走颈椎病。怎么"擀"呢？

"擀"走颈椎病法

把擀面杖放在火上烤热，注意不要烤得太烫。现在也可以用微波炉加热，简单方便。在肩部垫上薄一点的毛巾或者按摩巾，将烤热的擀面杖在肩颈处来回擀压，就像平时做饭擀饺子皮一样，一次擀两三分钟就可以，等擀面杖凉了再烤热继续擀压，一个部位擀压三到五次都可以，总之以擀到舒服为止。

有些南方的朋友很少吃饺子不会用擀面杖怎么办呢？其实，不一定非得用擀面杖，可以用喝过酒的酒瓶灌上热水，在肩上来

擀揉肩颈部

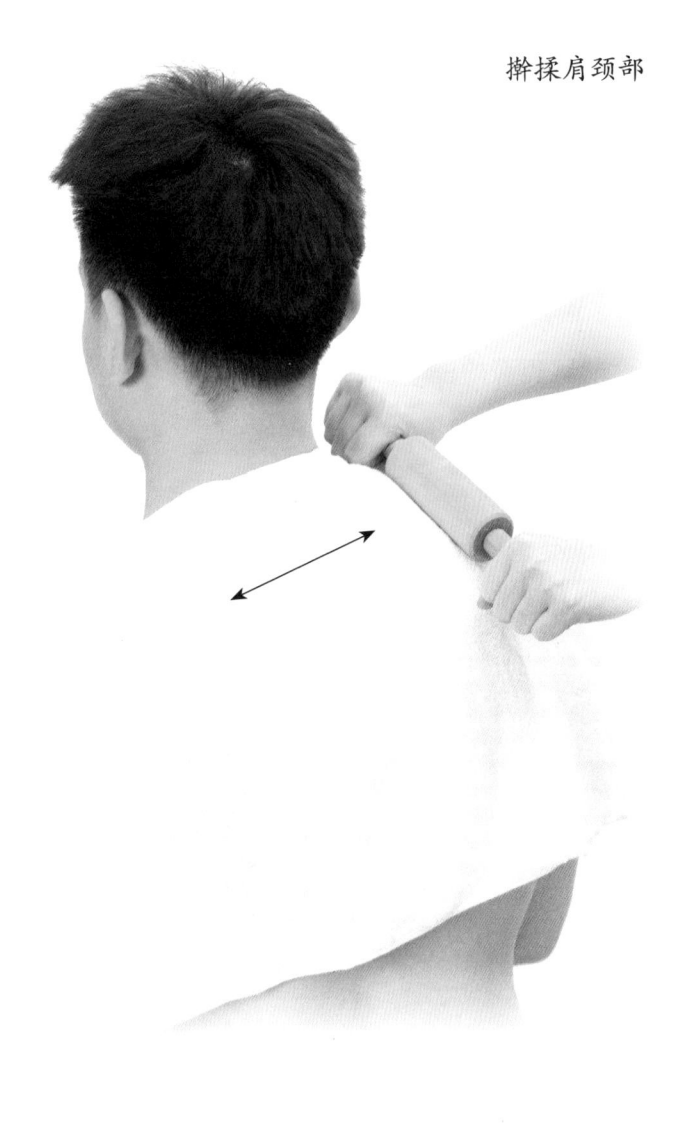

回搋压，切记不要太烫。

　　搋完以后，颈肩部位会很轻松，很舒服。随着搋压次数增多，僵紧的肩颈部慢慢地就会变得松软下来，因颈椎病引起的不适感也就得到缓解了。

　　搋完了肩颈部，还可以沿着后背搋到腰部，再搋到小腿，直至脚后跟的位置。切记，搋到膝关节窝时不能用劲。

　　如此搋压，不仅对颈椎病有很好的治疗作用，对于背部疼痛和腰椎不适也有很好的缓解作用。

4.按委中穴, 可有效调理慢性腰痛

腰痛是很常见的疾病，过去讲"五口之家必有一腰痛"。

我在临床上发现，通过手法调整，适当地加点中药，就可以起到很好地缓解腰痛的作用。

受寒是引起腰痛最常见的诱因之一。身体受寒大部分都是夏天招惹的。常见的是睡一宿起来以后发现腰痛，动不了。

千万记住，夏天越热的时候，越要警惕空调等寒凉的伤害。

传统中医认为，人在感受外在寒邪以后，会产生保护性反应，当寒邪在体内积聚过久无法排出时，会形成一些有形的瘀滞或结节。这些病理性的反应如果不及时消除，就会随着时间的延长出现瘀久化热，引出慢性的无菌性炎症。

这种无菌性炎症与中医学外感六淫中的湿邪很相像，黏腻重浊迁延不愈，时好时坏，即便做手术，效果也不是很乐观。但这恰好是手法的使用阶段，在夹脊关和尾闾关这些区域一定会找到寒湿潜藏的地方。如在大腿内侧、腰骶区及臀部八髎等部位，会触摸到一些细小的结节或条索状的筋节，用手法将这些结节散开，疼痛会马上缓解。

中医针灸穴位歌诀有一句治疗腰疼的话叫"腰背委中求"，意思是凡是腰背不适都可以用委中穴来治疗。这个穴位确实对很多腰背疼痛有很好的缓解作用。

关于按揉委中穴，我总结了一个临床经验：拿两个方靠垫，把两条腿垫起来，让膝盖部位有一个弯度，而不是直接搭在床上，这样可以很好地保护膝盖骨，避免产生疼痛感。这时候按揉委中穴会舒服一些。

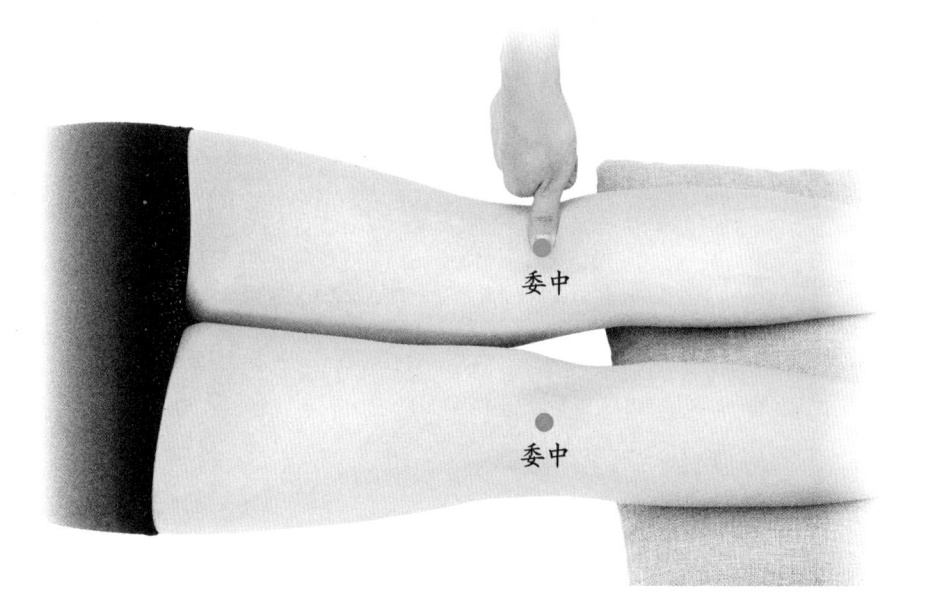

按揉委中穴，可以缓解腰背疼痛

　　轻轻地点按委中穴一百次，点按的时候最好推揉一下。

　　另外，还可以在胸部和大腿下面各垫一个枕头，让肚皮离开床一厘米左右，腰部呈一个弧度。

　　这个姿势与做"燕飞"的姿势是一样的，我给它取了一个名字叫中国式牵引。每天坚持练习四十分钟，不仅不会得颈椎病，而且可以强腰壮肾。

5.骨质增生，厨房里的一碗药就可以调治

⊙ 身上长骨刺或者患骨质增生是好事

我经常告诉大家，如果身上长骨刺或者患骨质增生一定是好事。有患者朋友就问我："得了骨质增生非常痛苦，怎么还是好事呢？"

为什么说是好事？因为它说明你的体质还没衰老到严重的程度。临床上，也很少听到八九十岁以上的老人身上长骨刺。为什么？他们的肾气已经不足以分泌这种物质了。

一般来说，骨折以后，骨头会自动分泌一种液体，被称为"人体的胶水"，经过修复形成骨痂。当骨痂生成以后，用以前导致骨折的力度碰撞骨痂结成的位置，一般不会再断。

为什么老年人最怕骨折？因为正气不足，分泌不了骨痂了。

大家一定要记住，骨质增生不是疾病，也不是造成疼痛的主要原因。

⊙ 厨房里的一碗药，外敷就可以调治骨质增生

我娘七十岁的时候到医院体检，一照片子，膝关节骨质增生很严重，医院说得治疗。我娘说没那么严重，她这样已经多少年了。

实际上 X 光片显示那么大，真正解剖没有那么大，恰好增生的骨质把她的膝关节有效地保护起来了。

我刚刚学医的时候，我娘腿疼，想到医院去照个片子，自己骑着三轮车就去了。到那儿一查，医生说长了一个大的骨刺，如果不手术，将来会瘫痪的。我娘平时胆子挺大的，那回却给吓着了，当时出医院门都费劲，骑半道骑不了了，然后打电话让我们接回来的。

平时她在家里稍微有点腿疼，都没有引起我们多大的注意。这次，一帮学医的朋友聚起来了，一人出一个招，这个说这么治，那个说那么治。到最后，年龄最小的师兄把我拉出去了，问厨房在哪儿。进厨房十分钟端出一碗药，往老太太腿上一糊，贴上胶布，说二十四小时后皮肤要发痒就揭，不痒就糊四十八小时。就那么一次，老太太到去世都没有再喊过腿疼。

为什么体检时查出骨质增生很严重，而她却不怕呢？因为她知道一碗外敷的药就能解决了。

这个药是一个民间偏方：盐炒热了以后，倒酒，倒醋，然后加面打成糊外敷就可以了。

后来我们在它基础上加了一些活血化瘀的中药，三七粉和骨碎补。三七粉是 10 克，骨碎补也是 10 克，打成细粉，加适量面粉，然后用一些辣油和香油熬成软膏，把盐、面、醋兑在一起加这些药粉糊上去，不至于很快脱落。

这一碗药的成本多少钱？很便宜，而且在厨房就把这事给办了。主要的原理就是给她消炎、祛寒、祛湿。

6.让孩子不发热

⊙ 孩子发热分生理性发热和病理性发热

孩子发热是生活中常见的症状。发热实际上分两种情况，一种是生理性发热，一种是病理性发热。现在如果小孩发热到医院，没有生理性发热这么一说，只要发热就是有病。

但中医认为，孩子从出生三十六天、六十四天，到三个月、一百天，再到两百天、五百天，都有不同的变蒸。什么叫变蒸呢？就是小孩在生长发育过程中，身体的各项机能，包括骨骼的成长，都需要温度来促进生长发育。

我认为，这种正常的发热是生理性的，不应作为病理性发热治疗。有些人可能问了，小孩发热怎么知道是生理性的还是病理性的呢？

看一下孩子耳后、口腔里面有没有白色的小点，如果有，他也不打蔫，有精神头，不耽误吃喝，大便不干，就给他多喝水，让他好好休息。这是正常的生理性发热，往往发热后孩子会有身体长高的情况，所以没有必要引起恐慌。

⊙ 什么情况下孩子发热要马上送医院

孩子发热到什么程度要往医院送呢？如果发热到37度多一点，孩子开始嘴唇发紫、昏睡，一摸身上很烫，这是一种病理性发热。尤其是长期喝牛奶，大便干燥，甚至脾气比较拧的孩子，发热时没有精神，不吃不喝，赶紧往医院送，一分钟都别耽误。

⊙ 孩子只是常规发热，可用温水按摩经络退热

如果孩子只是常规发热，吃喝拉撒正常，发热到一定程度有点打蔫，用什么方法呢？用温水擦孩子的腋窝、大腿根、前胸、后背、肘窝、脚心，且一定是在密封的房间内做。不要用冰水，不要用酒精，一定用温水，主要就是把毛孔打开，把热散掉。

有一次，我家孩子夜里十二点发热，弄得我家夫人特别紧张，从来没见过孩子发那么高的热，而且哆嗦，恶心。

怎么办呢？恶心好办。把她抱到马桶边上，在她肋下章门穴一点，稍微一抠，全吐出来了。吐出来以后漱漱口，喝点白开水，一量体温38度多，还是发热。赶紧进厨房，把香菜的根、叶掐掉，

用香菜秆在孩子身上上下搓，香菜的汁是发散风寒的。搓完了，喝点水，从38度一点点往下降，到凌晨四五点钟一量体温，36度7。到了早上，赶紧去药店抓了十服金银花，吃了一服热就退了。

其实，只要孩子发热不严重，除了用温水擦拭孩子腋窝、大腿根、前胸、后背、肘窝、脚心，还可以蘸点凉水，从胳膊肘一直向下推（推天河水），也有很好的清热退热效果。

孩子发热一定要密切观察，分清到底是生理性发热还是病理性发热。

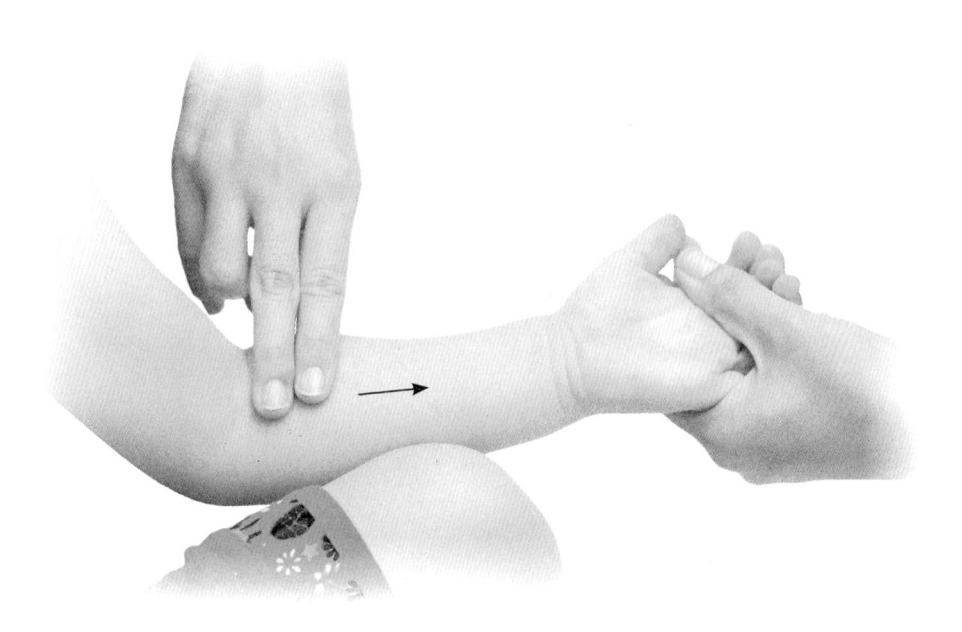

推天河水，有很好的清热退热效果

对孩子来说，可以经常给他捏脊保健，从尾骨一直捏到大椎整个后背膀胱经，一点点从下往上捏，不仅可以预防疾病，还能够促进孩子生长发育。

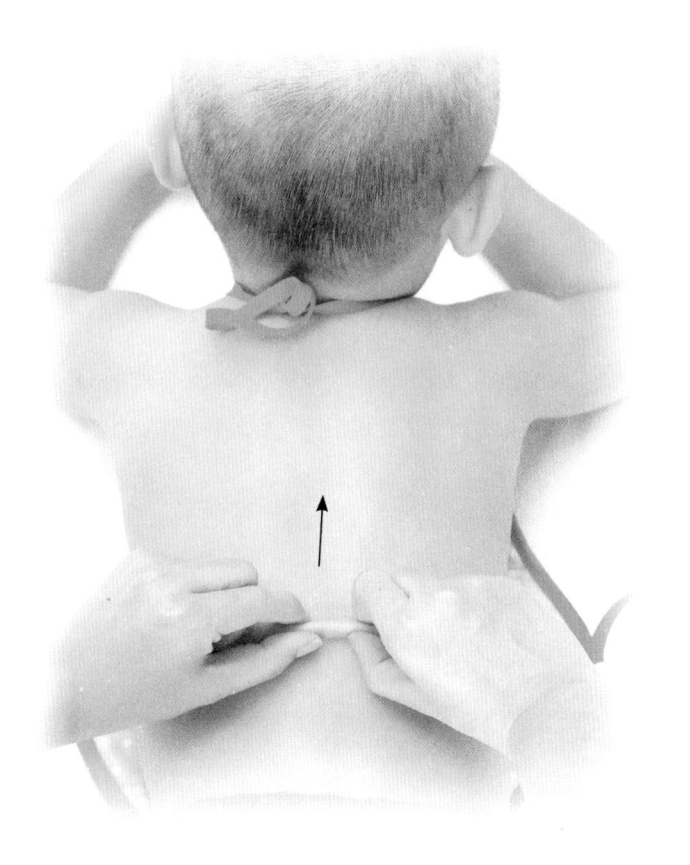

捏脊，不仅可以预防疾病，还能促进生长发育

7.常年戴眼镜，
要喝龙眼枸杞明目茶

中医认为，春季与肝相对应，肝开窍于目。所以春天肝气生发的时候，往往很多人会感觉到眼睛发花、发涩、视物不清，甚至伴随视力下降，而过一段时间，也没管它，又感觉好一点了。

前一段时间，有几个朋友找我谈事，我们从诊室出来，看见马路对面差不多七八米远有一个广告牌子，上面的字我就一句一句地给念了出来，当时把这几个朋友都给惊呆了。其中一人对我说："你的视力怎么这么好？隔这么远都能看清楚，我戴着眼镜都觉得模糊。有没有什么妙招啊？"

在中午吃饭的时候，我就把方法讲给他们听。其实，保护视力的方法多种多样，一般都是食疗配合按摩的手法。我们上小学的时候，学校流行做眼保健操，这是保护视力最好的方法之一。

这些年，我经常参加学术上的交流活动，跟一些专家学者共同探讨关于医疗方面的话题。尤其我去年到德国，问他们用什么方法保护视力，他们说就是按照常规方法，有病看病，还有一些要用到特定工具的训练方法来恢复视力，但没有日常的预防方法。

我问他们有没有眼保健操，他们听了以后互相对视，说没听说过。这个时候我就很得意，说我们中国人从小就做眼保健操，大家可以看我的视力。

当时在场的六七个人中，有两个没戴眼镜，其中一个就是我，还有一个比我年纪还小。

其实，只要经常做眼保健操，就能很好地激发和运行眼部气血的功能。

另外，推荐一个很简单的民间小偏方，我自己试用了一段时间，效果确实不错。

龙眼枸杞明目茶

做法：用两颗龙眼，鲜的也行，干的也行，把外面的皮去掉，然后加上四颗枸杞泡水，上午泡一次，下午泡一次。

为什么给大家推荐这个小偏方呢？中医讲取类比象，我们把龙眼的硬壳剥开，外面一层白的很像我们的眼白，里面黑的核很像我们的眼珠。

龙眼本身味甜，入心又入脾，能很好地把肝火收敛住。

长期喝龙眼肉、枸杞子泡的水，对于防止视力下降，尤其是调理眼花有很好的效果。

需要大家注意的是，如果血糖高，不适合喝甜的，可以在龙眼枸杞明目茶里少加一点菊花，来清热滋补肝肾，也能起到保护视力的作用。

徒手明眼法

在我们小腿外侧有一个穴位叫光明穴（小腿外侧，外踝尖上五寸，腓骨前缘），顾名思义，光明穴就是给我们带来光明的意思。

当你感觉到眼睛疲劳、视物模糊不清时，可以把眼睛闭上，点揉一下光明穴，以酸、胀为得气的有效标准。

坚持一段时间，当酸、胀感消失，你的视力就会有很大改进。

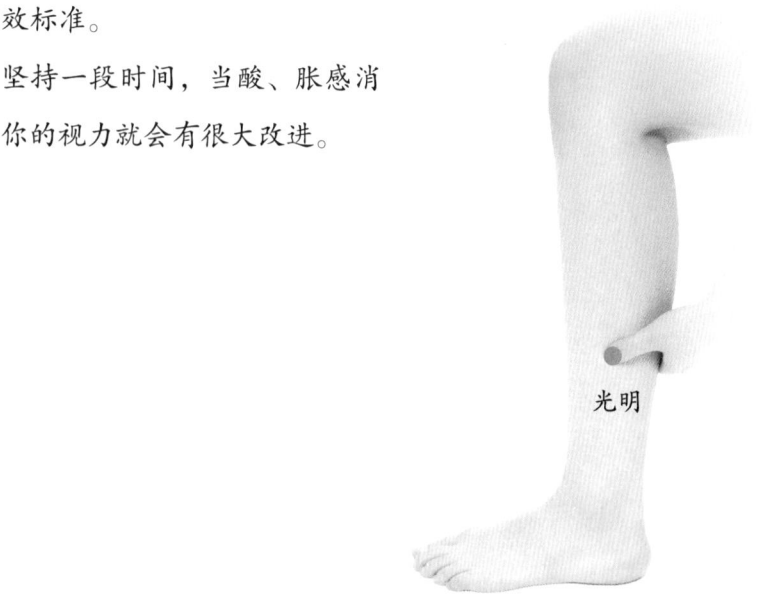

光明

8. 中药版阿司匹林：三七、西洋参、石斛

众所周知，在中医的认知范畴内，阿司匹林主要用于抗风湿、镇痛，效果非常好。后来通过对药理学的不断研究，发现它对于治疗血栓类的疾病，也有很好的抗凝血作用，主要可以有效缓解血小板凝集。

当然，也有很多人在服用一段时间阿司匹林之后，产生了副作用，甚至发生出血的情况。

从西药药理上来讲，阿司匹林可以有效地杀死血小板的凝集因子，所以它与具有活血、抗凝血、止血作用的中药药理不尽相同。

胃出血、牙龈出血的人群不适于使用阿司匹林。

现在临床上关于阿司匹林的使用，往往都是有经验的医生推荐给必须服用阿司匹林的患者，同时在进食过程中，要尽量减少

对胃肠道的刺激。

当然，有些人体质比较好，可能对阿司匹林的副作用体现不出来，但慢性的肾损害、肝损害是避免不了的。

我经常遇到服用阿司匹林以后产生很严重副作用的患者，他们很担忧不吃阿司匹林会导致体内瘀血凝集，加快血栓的形成。

其实从中医角度来讲，大可不必惊慌失措，像丹参、三七，都有很好的活血化瘀作用。在这里我给大家推荐一剂中药版阿司匹林——三七粉。

三七粉有很好的生血、活血和止血功效，这是现代药理学上很多人工合成药物所无法比拟的。

有不少患者朋友反馈，每天吃上 5 ~ 10 克三七粉，就能够起到活血化瘀、溶栓通络的作用。

吃三七粉有一个小窍门，叫作"三天打鱼，两天晒网"，也就是吃三天休息两天，或者吃两天休息三天，再配合适度的运动，这样才能够阻止血小板凝集，防止血栓形成。

也有一些人在服用一段时间三七粉以后，产生咽干、口燥、上火，甚至口舌生疮的情况。对此，我在临床上进行了加减变化，下面给大家提供一个比较合理的组方。

中药版阿司匹林配方

三七粉 500 克，西洋参 250 克，石斛 250 克。

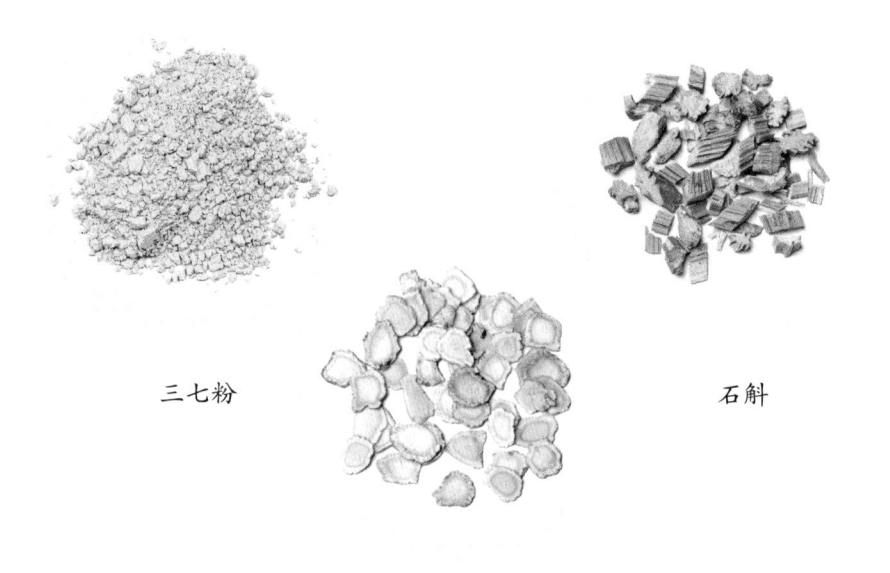

三七粉

石斛

西洋参

　　西洋参和石斛具有很好的益气养阴功效，合在一起，减缓了三七粉的燥热之感。

　　大家可以在临床上使用一段时间，尤其对西药阿司匹林过敏的人群，有很好的效果。

9. 调理痛经的绝招:
按揉十七椎下的痛点

从中医角度来讲，很多妇科病都与寒凉、瘀滞有关系。女子先天以肝为本，肝又主疏泄调达，但现代女性在生活和工作各方面压力都很大，所以往往会有肝郁、气滞的状况。

教给大家一个解决痛经的手法，这个手法来源于针刺法，有些人怕针刺就可以用手法来治疗，效果也很好。

有一次在门诊，恰好一位女患者就医时赶上痛经，小腹疼痛难忍。我说要给她用针，她害怕不敢用，她问我还有什么别的办法吗?

我就按照传统中医针灸理论，在她的十七椎下找到一个痛点，然后用手法在这个地方进行点按抓拿，再揉一揉，大概用了两三分钟的时间，她的痛经马上就缓解了，效果非常好。

怎么去找十七椎呢? 大家按照骨性标志，在胯骨上缘，第五腰椎棘突下凹陷处就是十七椎。

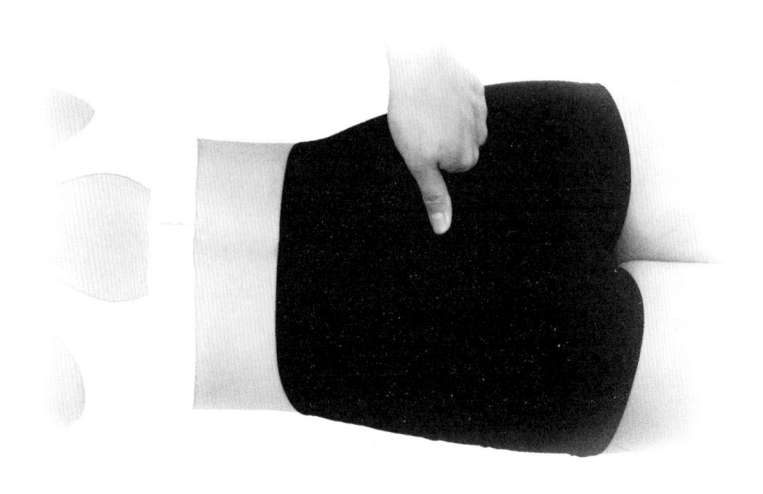

按揉十七椎下痛点，能有效缓解痛经

　　我们可以让家里人或者朋友帮忙抓一抓，揉一揉，通过点按、拨揉的手法，在短时间内就能够有效缓解痛经。

　　请注意，在找到这个痛点以后，切忌用太大力量去点按，否则容易引起棘突发炎，就得不偿失了。

　　另外，在月经前后有痛经的女性，要避免寒凉和过度劳累，因为这些是气血瘀滞的主要诱因。还可以配合吃一些中成药，比如艾附暖宫丸，温通胞宫，简单有效。

10.疲劳综合征，
练习"坐井观天"法就好

　　关于疲劳综合征，久坐办公室的朋友都深有体会，上了一天班，下班以后头昏脑涨，严重者甚至会恶心、呕吐。久而久之，吃不消后到医院检查，诊断出有颈椎病或者腰椎病等。

　　这些症状在我个人看来，统统属于无意识紧张。

　　无意识紧张是一种什么状态呢？在工作和学习中，我们不知不觉地就会把自己的两肩耸起来。从微表情上分析，耸肩实际上代表这个人已经处于紧张状态了。

　　如果不研究这些现象和行为，就没法破译这种内在压力的来源，所以我们观察一个人是否有压力，首先要看他的肩部是否紧张。

　　我在门诊时会有意观察患者，如果他坐下来以后两个肩是端着的，我会让他深吸一口气，然后再呼一口气，同时松肩，这样他会感觉到舒服。无意识紧张会影响身体健康。

如果我们总是在一种紧张状态中不自觉地把肩耸起来，但却不知道自己已经处在紧张状态了，这才是最可怕的。

现在我们经常长时间地端着手机看，不仅造成视觉疲劳，而且头总是低着，会导致颈项部两侧肌肉持续紧张，引起腰酸背痛。

对此，我们可以根据反重力原则进行对抗训练，缓解这种疲劳。

给大家推荐一个常见动作，来治疗手机族、电脑族的亚健康疾病，而且这个动作还能让人保持心平气和。

"坐井观天"法

如果坐在办公桌前敲电脑时间长了，或者看手机时间长了，感觉到疲劳的时候，可以把身体向后，胸和背尽量打开，下颌向上抬，两眼与天花板平行对视，脖子尽量向后弯曲，同时两只手交叉在一起，向后托着自己的头。坚持三到五分钟，这是一个回合，可以反复做三到五次。

头顶是人体最高的地方，当我们头向后、向上做观天这个动

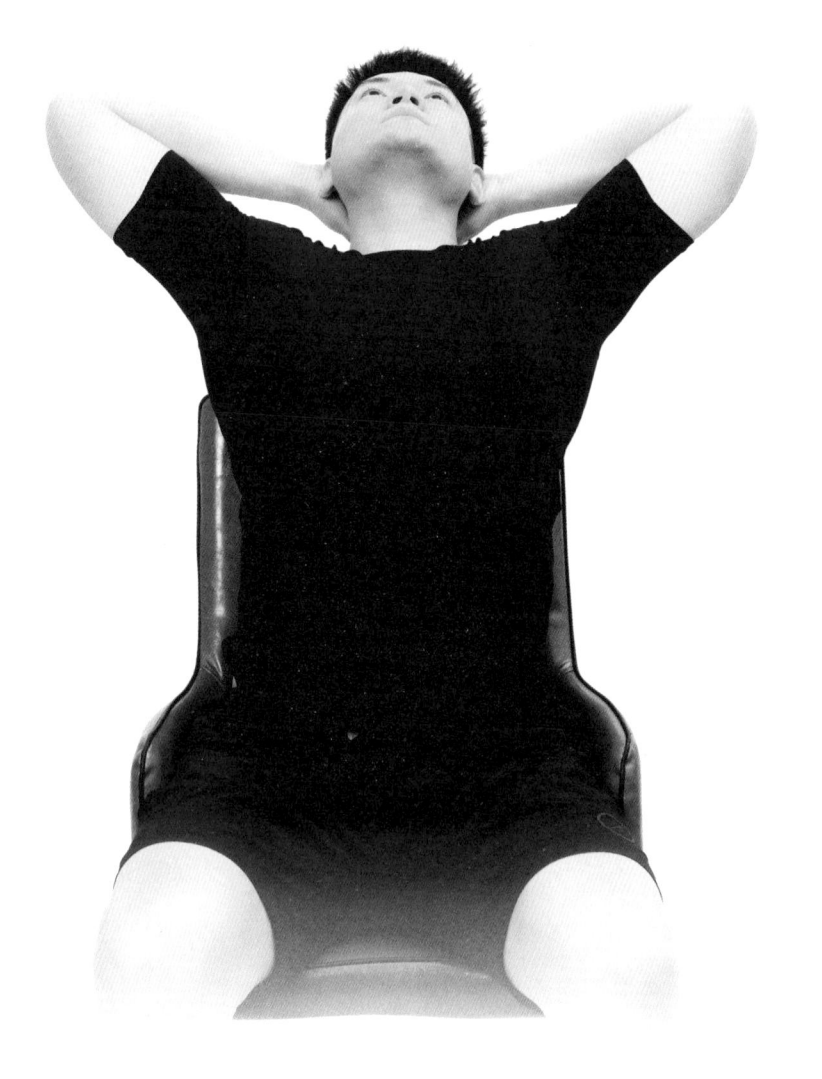

"坐井观天"法

作的时候，能调动任督二脉的气机。这个时候要无忧无虑，不要想庞杂的事情，要用心去看天。

为什么要用"坐井观天"法来治疗亚健康疾病呢？就是要在心理层面上让大家把精神收摄回来，把心神收摄到内心，然后做事情才能专一。就好像我们坐在井底，一抬头就看见那一片蓝天，看见它就够了，守一、观一、专一。

总之，只要我们按照这个理念多做观天的动作，久而久之就会有效缓解亚健康带来的疲劳和不适感。

11.女人以养血为主，
要多揉血海穴、膈俞穴

女人以养血为主，男人以补气为主，叫补气养血。所以，中医总结出来一句很简单的话，女人养颜补气血，男人气足能挣钱。

其实就是说血足了气一定是足的，气足的情况下血一定也是足的，实际上就是男女先天的差异。

女性要想在养生保健中提升生命质量，包括夫妻生活性能量的提升，就要以养血为主。养血的穴位就是我们膝关节内侧上的血海穴，血海就是血聚集在这里的意思，因为女人衰老其实都从腿开始的，所以要经常刺激血海穴。

以血海穴为中心点，先把它的四周打开，比如用大拇指对准血海穴的正中，然后用指尖的外缘绕一圈，就这么

血海

上下左右点揉，然后慢慢从外向里做离心性的绕圈。开始的圈可能会大一点，然后越转越小，直到找着血海穴。然后在点的周围逐渐加力，把它的通道打开，这个穴位才能真正起到养血的作用。

与肩胛骨平行的第七胸椎两边各有一个穴位，叫膈俞穴。很多人生了重病或血瘀，在膈俞周围有一些条索状的结节，可以用手法把它慢慢拨开。调整完以后，人就会神清气爽。

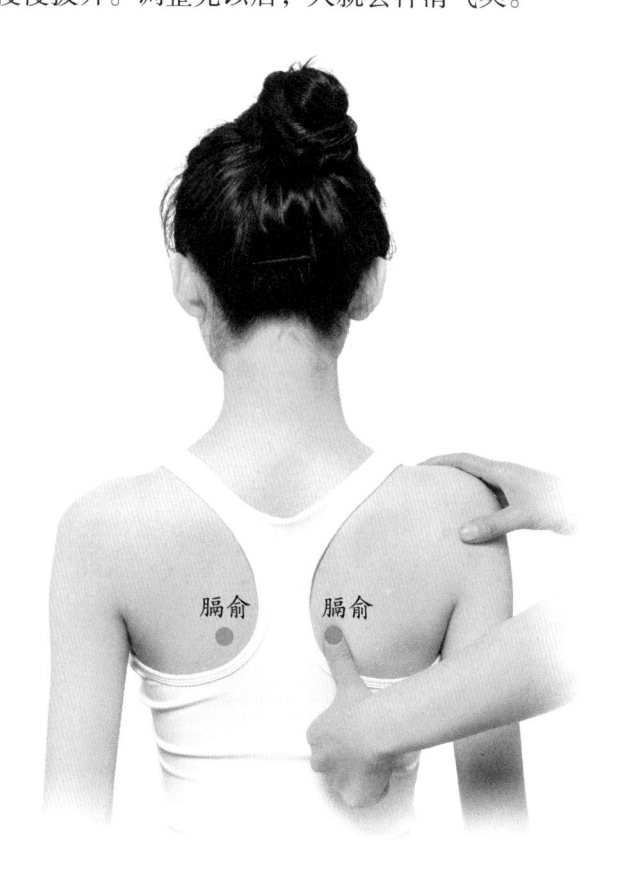

拨膈俞穴

实际上，穴位的反应很多时候是在告诉你这条经络有障碍了，通道受阻了。比如糖尿病人在地机穴会有一个大硬疙瘩，如果硬疙瘩解决不掉，整个小腿内侧会变成硬鸡蛋大小。

大部分糖尿病患者的这个部位都是有硬结的，因为硬结而不通，会导致整个脾经供氧跟不上，能量不能很好地转化，到最后形成糖尿病足。

很多人都不注意糖尿病，到最后被截肢。如果你天天按摩地机穴，让气血得到供养，很大程度上就能有效避免糖尿病足的发生。

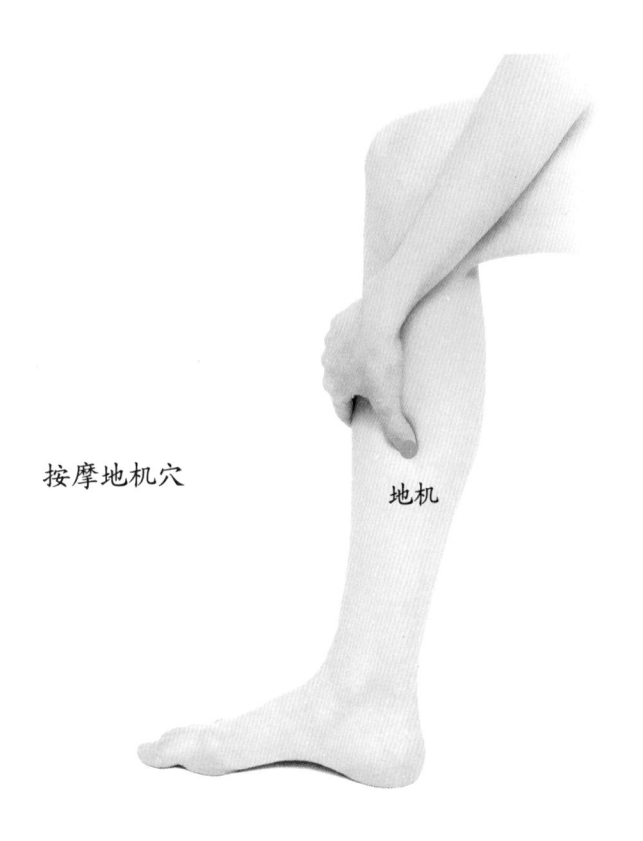

按摩地机穴

地机

12.妇科病跟穿袜子有很大关系

　　现在很多人穿紧口袜子，袜口一提正好勒在三阴交这个位置，长期穿紧口袜子，会导致男性尿频、尿急、尿损伤、前列腺肥大，甚至阳痿、早泄，女性月经不调等问题。

　　作为一个医生，一定要从整体分析为什么现在的人咽炎多，妇科病多，乳腺病多，其实跟穿的鞋、袜有很大关系。

　　比如长期穿高跟鞋，尤其个子矮的女生特别喜欢穿高的鞋子，完全靠前脚掌的大脚趾跟二脚趾之间的地方着地，形成三角支撑。实际上，这个位置在整个足部的反射区里，对应的是人的咽喉。如果这里出了问题，这个人说话的声音不会好。当然也不能说百分之百就是穿鞋造成的，最起码女生穿鞋长期刺激那个位置，是会有影响的。

三阴交

13.月经提前、错后怎么办

月经提前怎么调理？你可以用艾条在隐白穴上艾灸，或用手指轻轻地推一推、擦一擦，可以有效减少月经的出血量。

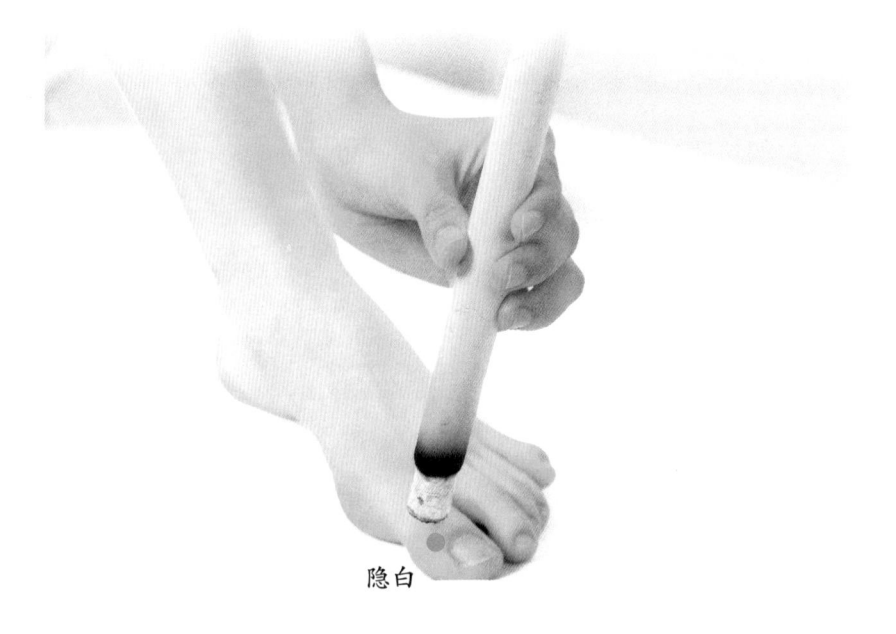

隐白

艾灸隐白穴

　　如果月经来得比较少，或者错后，治疗其实很简单，就在肝经上沿着大腿根的内侧用手抓一抓，一倒一拽，月经很快就来了。

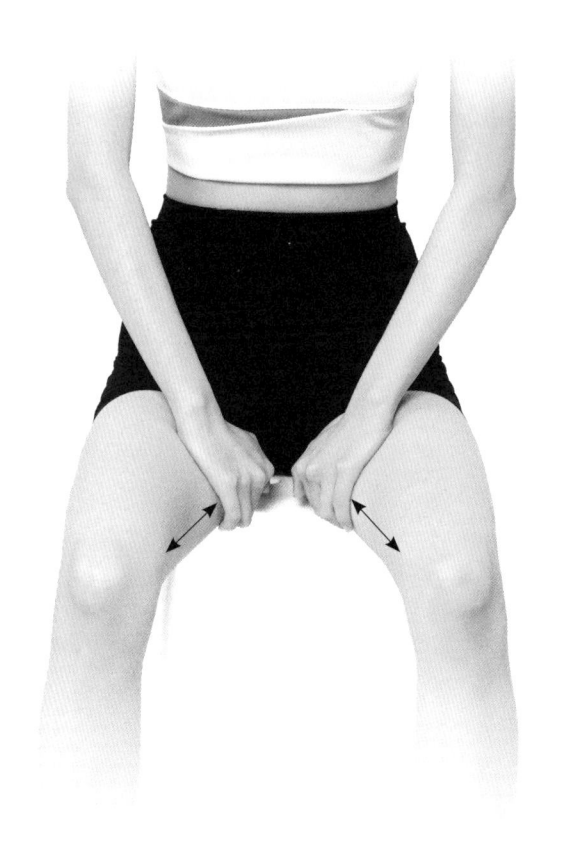

抓大腿根内侧的肝经

有些患者到最后说:"我宁挨一刀都不挨你这一把。"因为开刀会打麻药,感觉不到疼,而我这一把抓得让人脸上冒汗,虽然很疼,但效果是真好。

其实我这些年研究手法,发现最大的作用就是能起到内服药那种类似活血化瘀的功效。你想活血化瘀,一定要把皮下粘连的组织松开。如果这个地方不抓开,下一步就是心脏的问题,因为经络不通。

经络的最核心的八个字是"内联脏腑,外络肢节",外络都出来了,这就是告诉你这里有"贼",我帮你抓。如果你跟"贼"一头,我哪儿赢得了?所以,你就得豁出去,一定得抓开。

14.阴囊潮湿，点揉承山穴

湿热下注，其实男女都存在这个问题。比如阴囊潮湿，温度可能升高，包括现在很多不孕的症状，都跟湿热有关系，把湿热清掉就好了。

清湿热最简单的方法之一是点揉承山穴，每次一百下，承山穴是祛湿的大穴。

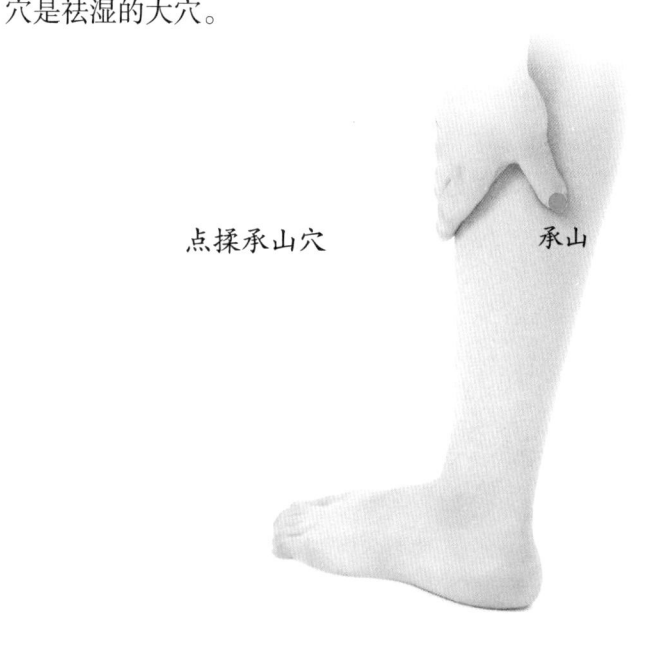

点揉承山穴　　承山

还要天天大量喝薏米水，一天 250 克，再多一点也没问题。

国医大师何任老先生使用薏米更是出神入化，他治疗恶性肿瘤就让病人在家喝薏米水，一天按 500 克喝，清热祛湿的效果确实不错。

现在，西方医学反过来从薏米里提取抗癌物，到最后卖给中国的患者，那一针非常昂贵。如果有明确的湿热诊断，就用薏米，愿意配点红豆、仙鹤草、薄荷都可以，实在不行就找专业的医生，开点非处方药物，比如藿香正气胶囊，可以对付舌苔厚腻，甚至恶心吃不下饭。如果舌头跟酱猪肝似的，天天口干，甚至说话还摇头，这是伤了肝阴、胃阴，可以用生地 30 克，麦冬 20 克，当归 15 克，川楝子 10 克，沙参 20 克滋阴。

如果一摸脉很沉，一看舌苔又胖又厚，两边还有齿痕，舌苔白白的一层，甚至流口水能流半个枕头，这就是肾阳不足了，可以用点温热的药物，比如桂枝、附子。还可进行穴位治疗，最简单的方法之一就是擦八髎——站在这里，脚跟垫起来，把两只手握成虚拳，顶着腰，就这么蹭，二十秒小腰立刻轻松。

养成一个习惯——倒叉着腰把大拇指放在胯骨上缘掐住，顶着它，然后手正好把腰捂住，就这么捂住它，没事的时候摩擦一下，别让肾受凉。

领导视察时为什么倒叉腰？因为叉腰的时候其实挺壮人气势，叉腰直接把肾气鼓动起来了。

15.女性乳腺问题怎么调？
揉公孙穴、然谷穴

　　女性乳腺问题怎么调？在卦象中，乳腺属于艮卦，根在胃中，所以整个乳房的问题其实是胃气不降。

　　乳头有溢液，也不在哺乳期，非经期洗澡突然出水，有时是黄色的，有时是白色的，有时还有腥臭味。西医对此特别警惕，因为西医认为可能是里面已经烂了，有癌前的病变。

　　乳头、乳晕出问题，都是肝经上的问题。整个乳房的充盈、萎缩、硬结，都跟胃有关系，胃气足的女孩子一般胸都大。

　　没事揉一揉公孙穴，就能多吃两碗饭。再往上一点就是然谷穴，找到后揉一百下。然谷穴能快速让你的胃肠蠕动增加，如果今天吃顶了，一揉这儿一会儿又饿了，撑不到你。

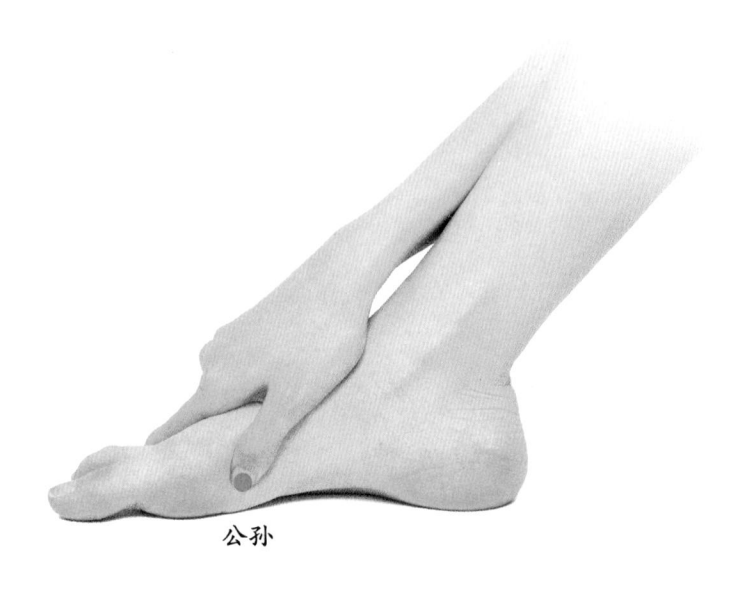

公孙

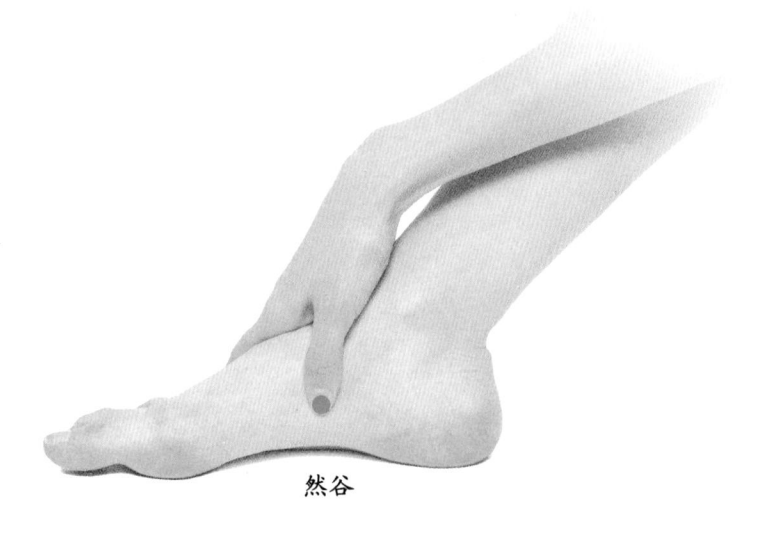

然谷

16.高血压怎么防治

高血压在现代医学上主要分两大类，一类叫原发性高血压，一类叫继发性高血压。

先说继发性高血压。什么叫继发性高血压？比如因为怀孕负压过重，妊娠怀孕期间对脏器的挤压导致血压升高，这就是继发性高血压。再比如肾功能弱了，肾衰了，引起的叫肾性高血压。

知道是什么原因引起的高血压，这叫继发性高血压。

继发性高血压在临床上相对来讲不难治，难治的是原发性高血压。什么叫原发性？到了什么岁数，什么时间就要开始了，就是到了岁数自然就出现了。

其实，现代医学只要病名出现"原发性"三个字，这时不要看西医，去看中医。只要加上"原发性"，一定是发病原因不明，不知道是什么原因引起的。可是中医必须找到原因，因为找不到原因是没法下药的。西医我不排斥，也不反对，甚至很多病我还推荐给西医治。中医有自己独特的思维，有自己的强项，绝对不允许中医诊断为原发性高血压，必须找出原因，是阴亏造成的血压升高，阳虚造成的血压升高，外感风寒感冒造成的血压升高，还是湿邪过重造成的血压升高，一定要给病人一个交代。

如果把病因分析清楚，不会存在无证可辨。治疗原发性高血压，一定要找到根源，这是中医老祖宗几千年来传承下来的非常严谨的治学态度。一旦分清了中医的辨证论治，在方法使用上，就知道其实治疗高血压跟治疗感冒没区别，都是一个东西。

我多年前在北京卫视的《养生堂》讲了一节关于高血压的课，其中讲了一个肺型的，当时我分析人体的血压为什么升高，是受到一个现象的启发——到了冬天的时候，家里的暖气有时不热，自己也找不到毛病，只能找修理工。其实特别简单，戴着手套或拿小钳子把暖气上的小跑风一拧，气就出来了，然后拧上，再摸暖气片，可能几秒钟热就过来了。

血压升高的时候，在这之前一定有一个长期的气压升高过程，气是无形的，血压在高的时候气压一定是高的。气压高了以后，就想尽一切办法把气降下来或放出去。

我让你放屁、打嗝，这都是排气。还有第三个方法，前提是你知道气压高的理论，然后就在全身去找。身上哪个脏器跟气的关系最紧密？肺主气，主呼吸，吸气、呼气的气体交换、储存都靠肺主一身之气。

这时经络学说就派上用场了。

经络有"内联脏腑，外络肢节"的功能，人的体表跟内脏是相关的。然后就找肺经，起始穴在锁骨下缘，有云门穴、中府穴，锁骨下缘这一圈特别疼。只要疼，就必须揉开。

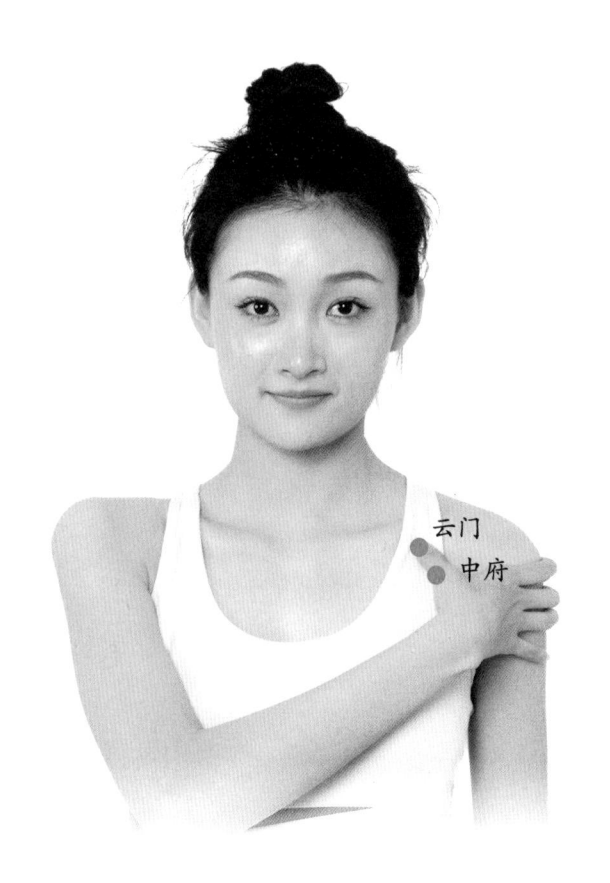

揉云门穴、中府穴各一百下

没事就这么揉，揉完以后心情好，很愉悦，血压也往下降。我在《养生堂》讲完以后，当时有位观众就真的回去揉，揉了半个月以后到门诊找我，我问："您怎么了？"他说："我就问你一句话，我原来高压是145mmHg，现在揉到了125mmHg，还吃不吃降压药？"我说："不吃了，您就这么天天揉。"

过了俩月，他又来问我："现在我也不疼了，是不是还天天揉？"我说："您隔三岔五揉。"过了半年，他的血压完全正常了。

治疗高血压，如果病人的大便特别干，有时还有黄痰，中府穴、云门穴这里压着痛，这时可以吃羚羊清肺丸，吃完血压就降下来了。

如果大便溏稀、流鼻涕、打喷嚏，痰不黄，一压中府穴、云门穴也疼，就是肺里有寒了，这时用通宣理肺丸治疗，连揉带配合吃药帮助理肺。

还可能因为肝火旺，人的眼珠发红，这也是肺里有热。肝火过旺，睡也睡不着，说话总爱急，这是肝阳上亢型的，这时就按太冲穴。

实际上，太冲穴是肝经的原穴，我们的观点就是动

太冲

原穴祛病根，因为中医的十二原穴是有奇效的，立竿见影，用手法、针刺的效果都好。所以，肝阳上亢型的脸通红，血压 180mmHg、190mmHg，这时千万记住，别盲目减药，慢慢往下减，然后配着点按太冲穴，再吃点疏肝理气的药。平时肝火旺的人腋下两边的肝胆经特别容易疼，要给他抓开，慢慢地他就不生气了。第一浮肋前端，肘尖自然下垂正对的位置就是章门穴，在这里抓一抓、捏一捏都可以。

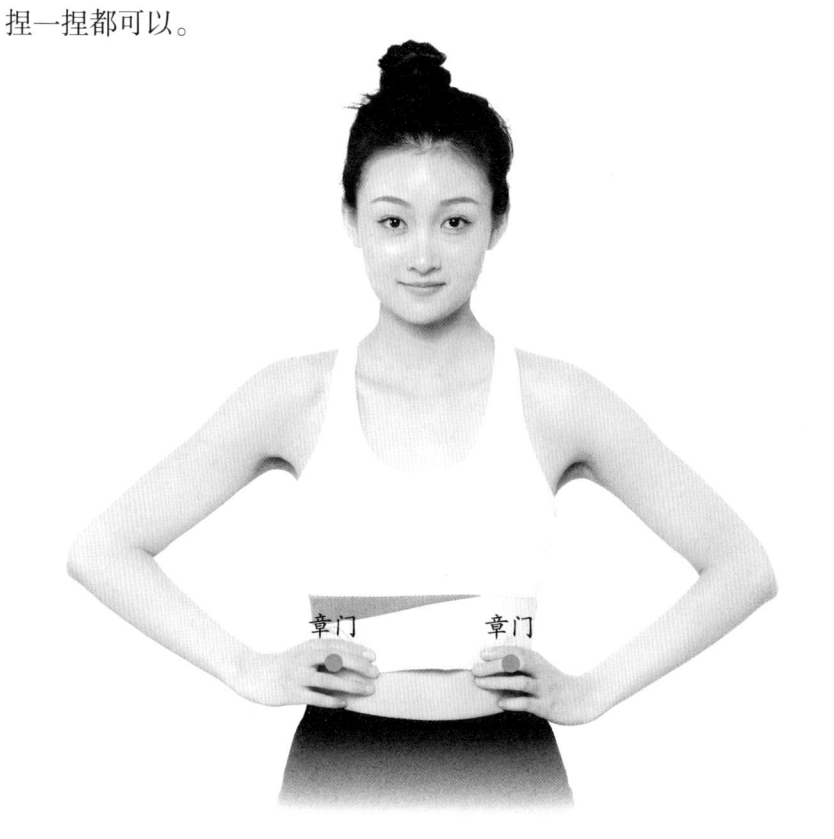

抓章门穴，慢慢地人就不生气了

　　降压药会带来什么问题？一个是利尿，另一个是对血管的扩张，通道增宽，血液过来，慢慢地血压就降下来了，但是每天都得定时定点吃药。

　　血管里有一种东西叫血管素，对人有特别好的自我保护功能，当你紧张、兴奋了，都会分泌血管素。实际上，血压升高对人是一种特别好的保护，要维持大脑充分的供氧、供血，就需要大量分泌血管素，而且保持清醒。但是现代人认为血压高是错误的，是病，把人本来的功能当成病来治，越治越糟糕。本来人一紧张血压就升高，这时吃降压药控制不让血上去，血管素会默认自己的本事不够。所以最后降压药吃起来不管用。

　　长期吃利尿的药，对肾脏本身就有损害，最后阳痿、早泄全来了。所以，不能轻易使用西药的降压药，一定要以中药为主，像他汀类药物就不要吃，吃点绞股蓝。

17.糖尿病最好的防治方法是什么？打通三关，"遍山寻贼"

　　中医治疗糖尿病特别有前景。现在很多专家做了大量的临床研究，发现实际上很多时候血糖可以转化成糖原，怎么转化？从大椎开始直到尾骨，把三关打通，然后把膀胱经松开，就用"遍山寻贼"的方法。

　　过去讲上消、中消、下消，糖尿病人吃得多，喝得多，尿得多，体重减少，但这种糖尿病在临床上很少，很不典型。

　　现在基本上都是 2 型糖尿病，非胰岛素依赖型的，能通过饮食慢慢调整过来。实际上现在人们对糖尿病的认知有很大的误区，中国人以"五谷为养"，而现在不让糖尿病人吃五谷，限制粮食的摄入，越限制人越消瘦，越没劲。

　　如果糖尿病人的身体条件还够，肌肉没有消掉，这时按摩是最合适的。中医对糖尿病的防治是通过捏整个脾经小腿内侧的地机穴的周围，可以自己点按、拨揉，也可以让专业的按摩师点按、

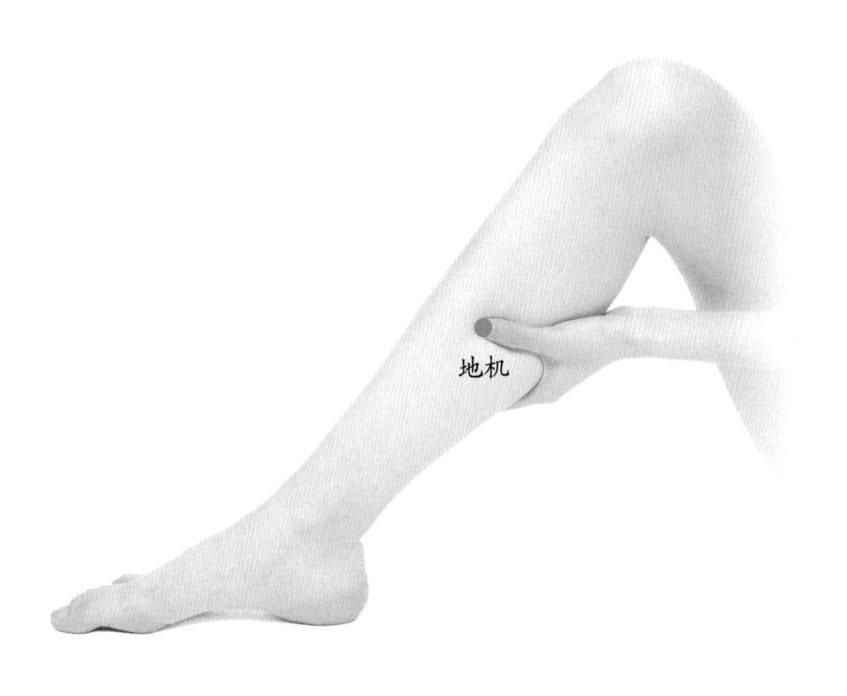

地机

拨揉，可以把血糖降下来。

　　然后从大椎直到尾骨抓拿、按摩，在臀部两边肌肉肥厚的地方敲打，把僵紧的组织松散开，起到吸收能量的功用。这时才真正把血糖降下来，这就是中医独到的地方。

　　通过手法按摩二十分钟，血糖可以从空腹的15降到7~8。

　　实际上，中医学是一门伪装成医学的生活智慧，就是在日常生活中改变、影响人们的。

18.治颈椎病千万不要动脖子，一定在肩上找

大家记住，治疗颈椎病的重要原则是千万不要轻易扳，现代医学治疗颈椎病是有误区的，不要动脖子，一定是在肩上找。为什么？过去小孩子很少有颈椎病，现在却很普遍，为什么？因为压力太大。两个肩是干什么的？"铁肩担道义，妙手著文章"。肩代表人的压力，当人紧张、有压力的时候，甚至这种压力对他来讲会造成内心的恐惧、害怕，人就会无意识地耸肩。肩松开以后气血下行，人是非常舒服的。

其实，在《黄帝内经》的记载里，有一部书是专门介绍按摩的，叫《黄帝岐伯·按摩十卷》。

按摩比中医的理论要早，它是本能的东西，比如人们不小心磕了一下，一吹一呼噜，过去老百姓就叫摩挲摩挲。我们整个皮肤表层受到外界的撞击后，局部的血管是断裂的，瞬间就肿胀了，一肿胀就要发炎。

我们吹的时候是凉气，有类似冰敷的作用，然后手一呼噜，就把局部的小血管瞬间接上了，帮它捋顺了，一会儿就能消肿，然后就不疼了，这是一种本能。

古人最原始的按摩配着两字诀，一个是吹，一个是推。

治疗颈椎病，我们先要分清楚什么是颈椎病。这本身是民间的叫法，严格来说正经的医学术语里没有颈椎病，叫颈肩综合征。它不是纯颈椎的问题，所以老先生们传下一个口诀："颈胸不分家，腰腿痛相连。"意思是颈椎跟胸椎是不能分开的，所以治疗颈椎的时候，用手法的悬提让小关节的微小位移得到整复。

按摩的重点是要把两侧的肩颈，从脖颈子直到斜方肌、颈夹肌等几块肌肉有效地松开，才能完成一个整体的治疗。

手法是抓拿、点按、拨揉，包括前面说的把擀面杖弄热擀一擀，都有很好的效果。

重点强调一下，大家一定要切记，在妇女怀孕期间，千万别做按摩。人在特别累的时候松松肩，千万不要盲目扳脖子，很容易出问题。手法是很轻的，不要为了追求响声，那一声也不是百分之百复位，有时是爆破声，粘连撕开了会有声音，同时也会自动进行调整复位。

19.为什么病来如山倒，病去如抽丝

人往往福无双至，祸不单行。灾一对来，好事单个到。如果一个人一直好事不断，真得往旁边泼点冷水，要不着不了地，摔跟头爬不起来。

越是顺风顺水的时候越要小心，后面肯定有东西随着。阴阳的规律是不可改变的，有好的一定有坏的，有坏的一定会伴随着好的东西出现。

有位朋友的夫人是医生，还是博士，比我大两岁。用这位朋友的话说，"女人该得的病她全得了，一开始甲亢，后来甲减，然后是强直性脊柱炎、子宫肌瘤、卵巢囊肿、乳腺增生。"

她是女强人，超级能学，很厉害。她体检查出子宫上有一个实体性的血团，我给她把了把脉说："从经验上看，这不像肿瘤，否则两个寸脉打不起来。"后来她给我发信息说："武大夫您好，检查做完了，301总医院给我做核磁的正好是我同学，做的是增强核磁，他说看着没事，不过还要请专家再看一看。"

　　中医有时跟西医的诊断是能对上的，临出门的时候我跟她说：
"其实，生病从某种意义上来讲不是坏事，是让你好好休息。"她
说："一查出来我先生就掉眼泪了，这回是准备彻底休息。"我说：
"没到这个时间段呢，生病的时候，人一定要好好休息。"

　　如果生病了人还玩命，那就是找死。身体已经向你提出了强
烈的抗议，比如有的人胃不舒服十年了，十年的时间天天给人敲
钟，一定要重视。可能不会给你另外一个十年，怎么预防？就要
找出生病的原因，比如吃凉的，胃不舒服；吃辣的，胃也不舒服，
一定要远离外界对你的刺激。

　　过去道家有一个小口诀："人有十年壮，鬼神不敢傍。"当你的
精气神、体力全强的时候，什么邪气都不怕。但特别坑人的一件
事也在这里，因为身体正处在最佳的状态，别的东西招不了你。

　　病是怎么来的呢？一定是积劳成疾，你长期不管它。不是说
昨天受寒，今天肩膀就硬了。越是老年朋友越硬的时候，越不是
一两天得的。

　　为什么小孩子的病好治？病来如山倒，病去如抽丝，病真正
找上你了，千万别想象任何医生能快速治疗。我用木耳跟蘑菇做
比喻，拿一块木头搁在太阳底下，会长木耳、蘑菇吗？不长吧，
一定是长在阴暗、潮湿、不见光的地方。当木头长了蘑菇、木耳，
中医、西医用眼睛都能看到。拿眼睛看还不算，还得用仪器来查。

　　怎么处理呢？西医的思维特别直接，长了怎么办？切。切完

了，过段时间又长出来了，怎么办？接着切……一般切三五次以后，木头就空了，再不长木耳、蘑菇了，它的能量没了，没有了生机，彻底变成一块死木头。

中医看见这块木头上长的木耳，不一定上来就先动木耳，而是把木头从阴山背后挪到太阳能照射的地方，连续照一个礼拜，还有点小风，木耳就掉了。

因此，中医就是改变环境，不让木头在阴暗潮湿的地方待着，给它换个环境，阳光普照，阴霾自散。

20.爱与人比较，就会得癌症

在日常生活中，每个人都抽过筋，抽筋的前提一定是受寒。尤其是夏天，抽筋的概率更高，人睡着竹凉席，开着空调，一会儿腿就抽筋了。所以说腿抽筋不是缺钙，而是受寒。

在日常生活中看到往内缩的、向里的，基本都是阴证、寒证；向外赶的，比如疹子、疮、痒、红肿、热痛都好办。伴随着体重快速消瘦，一定要小心，那是阴证，往往就是肿瘤。

长期生气、受寒、伤心，都会导致癌症的发生。

有句古话叫："良言一句三冬暖，恶语伤人六月寒。"所以，语言跟刀子一样，如果人被伤到就会得肿瘤。那么热的天都感觉到冷，你想这个人说出话来有多大力量。药物、语言、动作都是能动荡人的气血的，所以，语言的定向刺激力量是很大的。

为什么爱比较就容易得癌症？因为人的内心得不到满足以后，气血就容易产生郁结，长期气滞血瘀，就是得肿瘤的诱因。

有人说："我没吃凉的，也没受寒，为什么怕冷？"空调不吹、冷饮不喝，远离一切寒凉的东西，怎么还会受寒？

寒从哪儿来？就是人不自信。

大家记住，我们不要跟任何人比，跟谁比都有不足，尤其是跟能量场比自己高的人，日子过得比自己好的人，不能比，要学习他的经验。不跟任何人比，跟谁比呢？跟昨天的自己比。昨天这件事我没想通，今天想通了，我高兴，希望明天还能开心。

因此，一有对比就开始伤人，只要一比就有两把刀，一定有伤人的东西。你没有那么高的欲望，不去攀，不去比，就伤不了人。

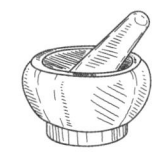

第 **4** 章

武术大家的
养命之道

唯有任脉和督脉一起作用，才能保证身体的阴阳二气
正常流转，达到身体真正地健康。

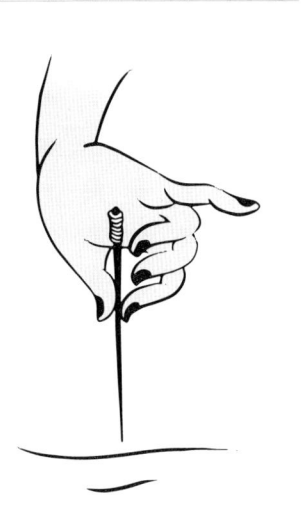

1.瞬间强肾法

关于如何快速强腰壮肾，胡海牙老师传承给了我们一个非常简单易行的方法。因为这种方法强腰壮肾、缓解疲劳的速度太快了，我征得老师的同意给它取了个名字，叫瞬间强肾法，只要做几分钟，马上会恢复精力和体力。

瞬间强肾法

（1）将双手握成一个虚拳，不要攥得太死，保持食指与拇指关节形成一个平面，然后放在腰眼上，也就是命门两侧肾俞的位置。

（2）然后让自己的膝关节微曲，把脚跟抬起来，不要太高。

（3）接着膝关节快速地上下抖动，随着身体的上下起伏进行摩擦，短时间内让自己的腰部有一种热气升腾的感觉。

实际操作时，很多人会变成手部与腰眼的摩擦，这是错误的。

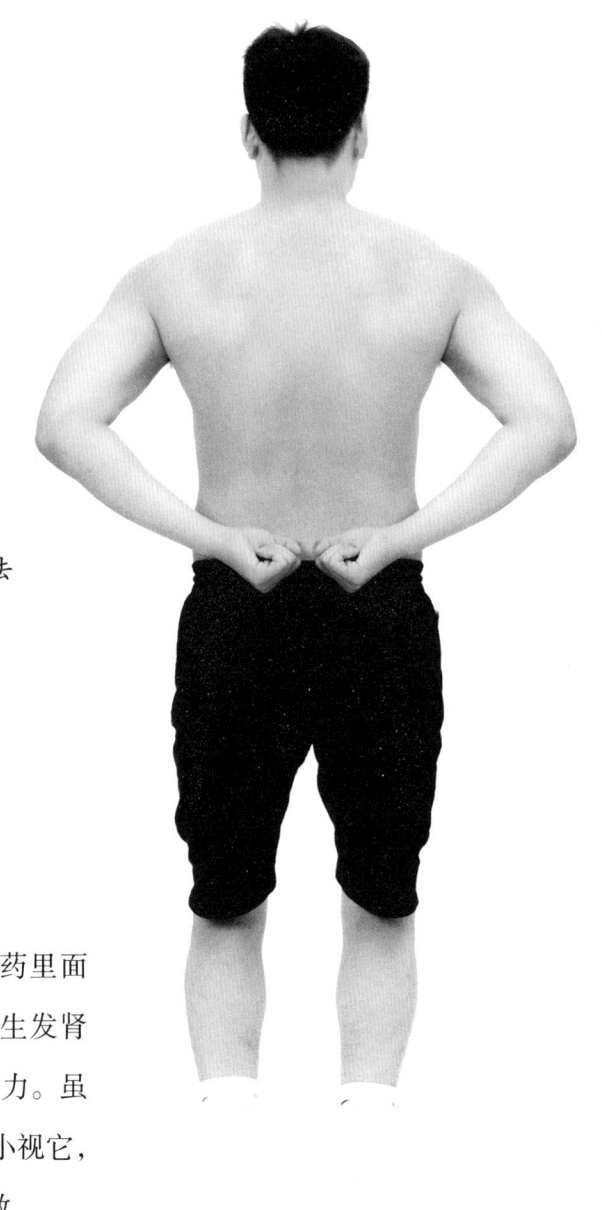

瞬间强肾法

瞬间强肾法相当于中药里面的金匮肾气丸，会快速地生发肾脏的阳气，恢复我们的体力。虽然简单易行，大家也不要小视它，长期坚持，会有很好的收效。

2.徒手健骨大法

早起逛公园，我们会看到一些老人将头或胳膊甩过来甩过去，其实这种简单的活动并不会对身体，尤其是颈椎、胸椎、腰椎起到有效的保健作用。胡海牙老师发现这个问题以后，他通过思考，对这个手法做了改进，创立了一套对颈腰椎疾病有很好康复作用的脊柱健身操。

脊柱健身操

（1）两脚与肩同宽，目视前方，头部不动，用腰力让身体向左或向右旋转，以强化脊柱活力。

（2）同时，双手随着身体向左或向右旋转，拍打自己的小腹两侧。反复做十五次左右，对我们的颈椎、胸椎及腰椎有很好的调理作用。

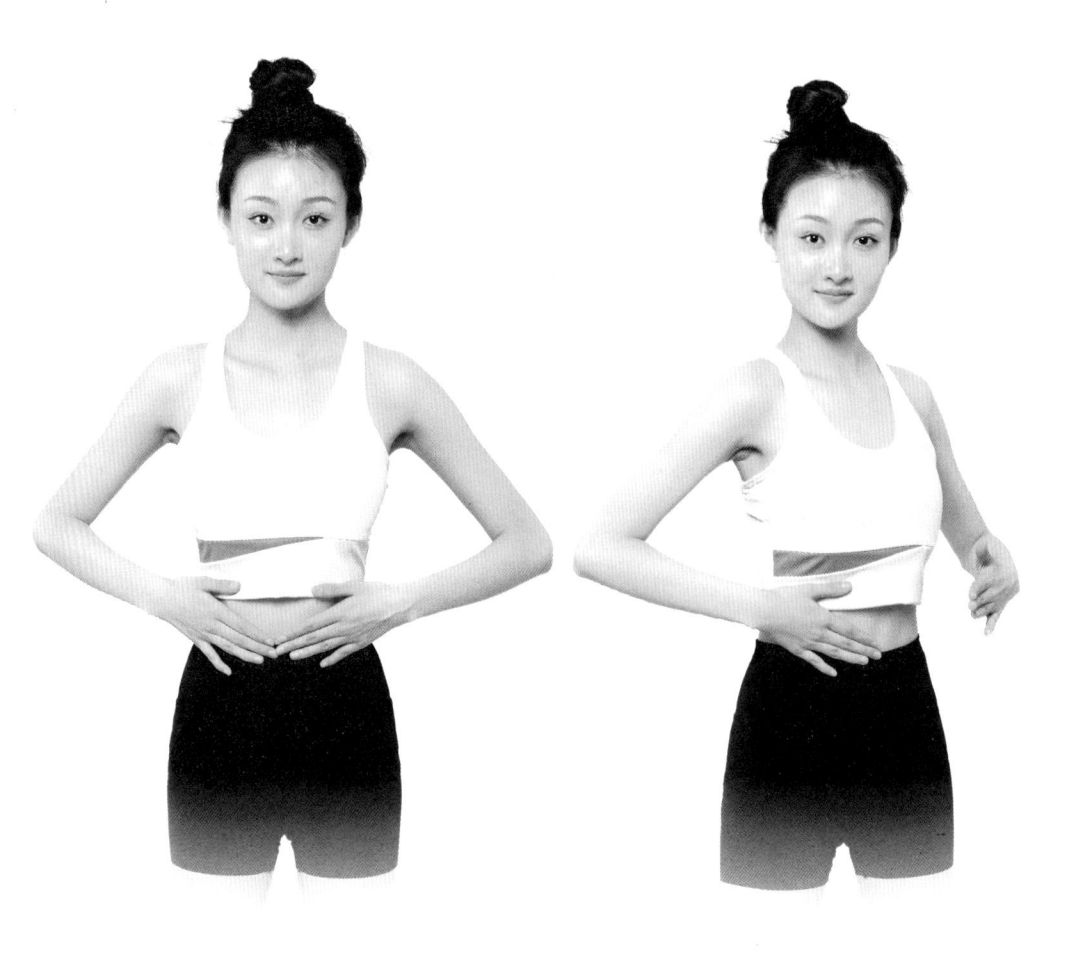

脊柱健身操

切记，如果骨质增生比较严重，或者先天骨骼有一些畸形，或者严重的风湿病患者，当肩背比较僵硬的时候，动作一定要轻缓，次数逐渐地增加，千万不要上来就猛用力，否则会得不偿失。

3. 有颈椎病，做"鹤首龙头""左顾右盼"

在周潜川先生所传承的峨眉十二桩中，有一个"鹤首龙头"的动作，对颈椎病是非常有帮助的，尤其对颈椎前后的活动非常有效。

"鹤首龙头"法

（1）两脚平行站立、并拢。

（2）双手叉腰，头向后仰，下颌向前上伸，然后向下，再向后顺时针画一个圆，画九次。注意，前后画圆的时候，听到颈椎骨骼的摩擦音，这都是很正常的。

（3）画完九次以后，再往相反的方向画九次。

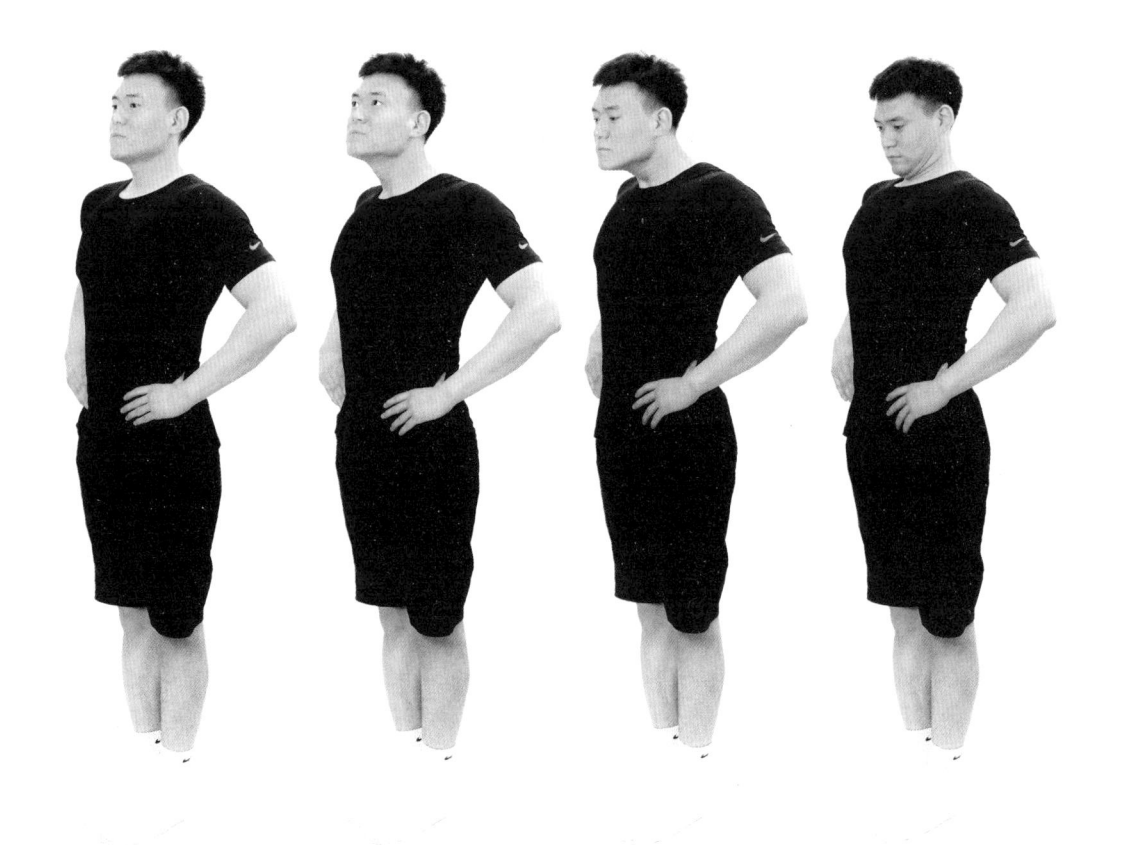

"鹤首龙头"法

操作的时候一定要注意，肩关节是向上的，叫含肩缩项。这对缓解颈椎的疲劳是一种非常有效的锻炼方法。

另外，做这个动作时，胸椎的第一、第二、第三关节都会有一些反应。

实际上，"鹤首龙头"只是对颈椎前后的运转功能有很好的调整作用，但缺少对身体左右功能的调整。

无独有偶，在胡海牙老师讲的传统的武当太极里面有一个非常好的动作，叫"左顾右盼"。

"左顾右盼"法

（1）向左回头九次，叫顾；向右回头九次，叫盼。

（2）如果感觉力量不够，两边动作可以重复两到三遍，都是九的倍数。

有些人对颈椎的锻炼动作是很危险的，脖子会突然间向左甩过来，或者突然间向右甩过去。其实，如果颈部两侧的肌肉没有放松下来，很容易造成肌肉拉伤，所以我们一定要在和缓、匀速的状态下进行左顾右盼，千万不能操之过急。

"鹤首龙头""左顾右盼"，对我们的颈椎前后左右的调整是非常全面的。平时感觉自己颈肩不舒服的朋友们，可以经常做这两个动作，能够很有效地缓解颈肩部不适。

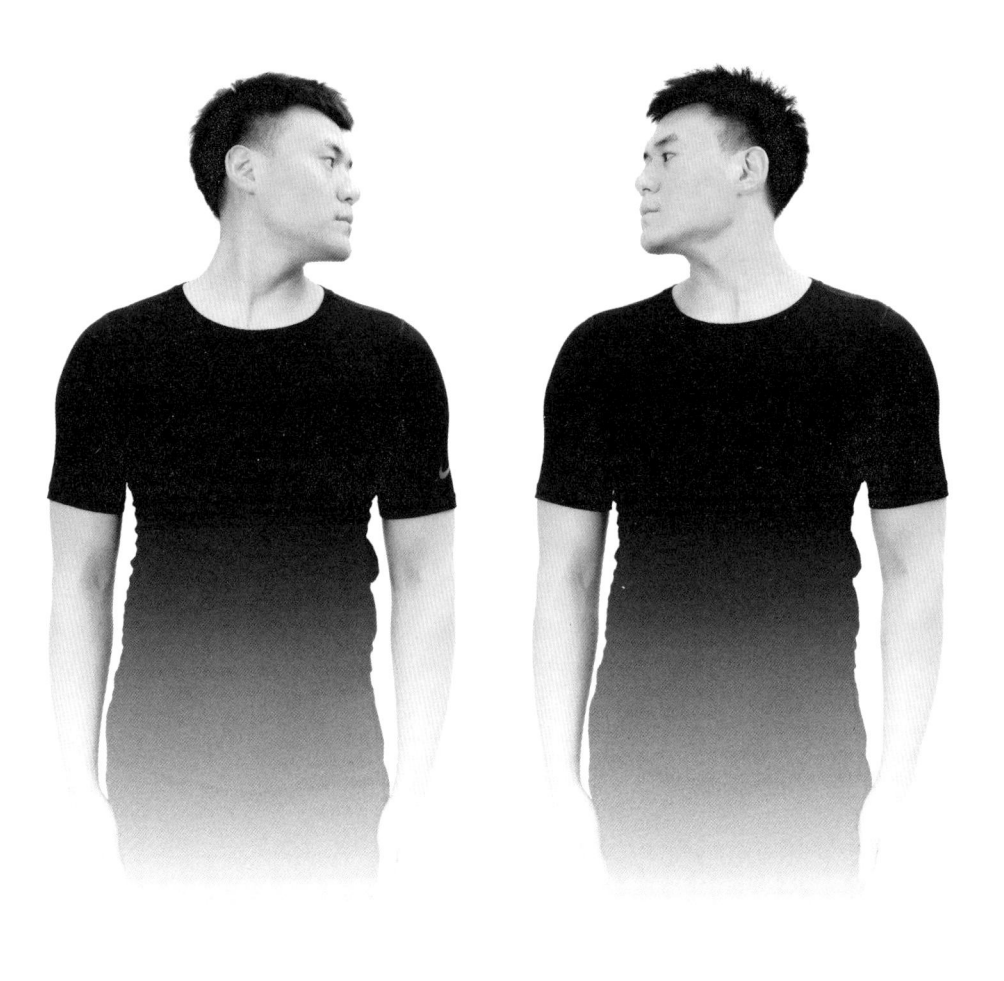

"左顾右盼"法

4. 推腹强身法

事实上，在我们身体的前面，还有跟督脉相对应的一条任脉。唯有任脉和督脉一起作用，才能保证身体的阴阳二气正常流转，达到身体真正地健康。

在临床上，我常常给患者朋友介绍推腹的方法，对疾病的调养有非常好的效果。

事实证明，推腹的患者与不推腹的朋友同样服药，增加推腹法的朋友会起到事半功倍的疗效。

推腹法

（1）不管用左手还是右手，一定要用大鱼际从胸骨柄的下面一直推到脐下。

（2）每天不停地推，一开始是三千到五千次，逐渐五千到八千次，八千到一万次。

（3）累了以后换一只手，用另外一只手的大鱼际推。推的时候稍微用一点力量，一下一下地推，不着急。

（4）患有胃溃疡或者消化性溃疡出血的时候，不要推腹。

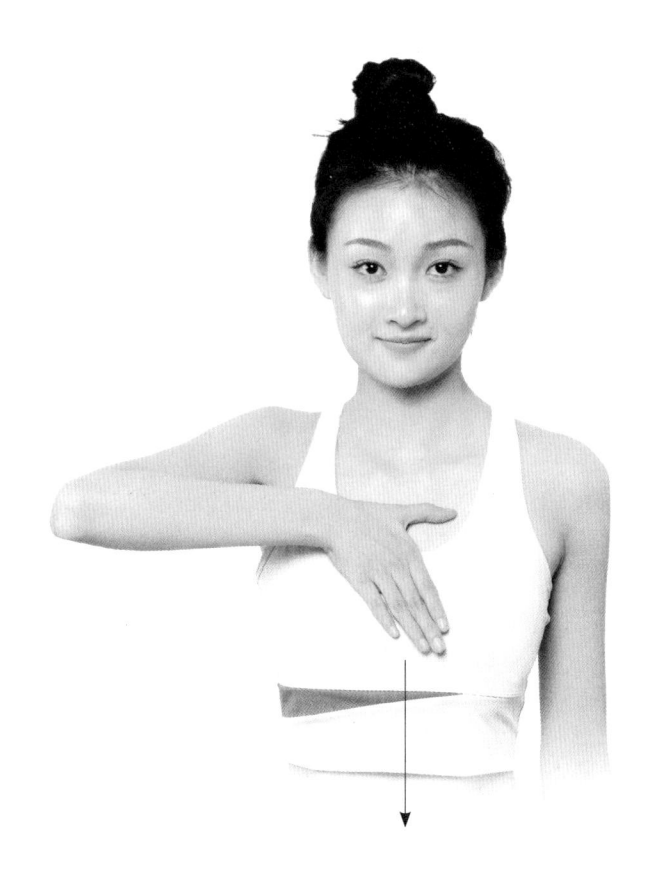

推腹法

从养生和治疗的角度来讲，我希望大家在练习推腹法的时候不要急功近利，因为好的疗效与亲自用心实践有非常大的关系。

注意，要慢慢地推，有多大劲使多大劲，不要用拙力，两个肩膀不要使劲。如果两只手换着推，还感觉有点累怎么办呢？可以将两只手十指交叉，用两手掌根的部位沿着任脉的两侧向下一下一下去推。

在推腹的过程当中，有些人会出现打嗝、排气的现象，这时候千万不要忍着，把这些浊气排出体外，对身体的修复，启动人体自愈功能是非常有帮助的。

有人问："我推到一千次的时候特别困了，老师非要我推到一千五百次，我坚持推完了又睡不着了，怎么办？"

其实，当我们推着推着感觉自己困了，可以把手放在小腹上，不用去推，让身体自然进入睡眠状态，推腹的目的就达到了。

实践证明，如果真的用心去推腹，三千次大约用时一个半小时。其实，推腹对于失眠、便秘、糖尿病、高血压、高血脂、胃炎等慢性病，以及女性的卵巢囊肿、子宫肌瘤，男性的阳痿、早泄、前列腺炎、排尿不畅等病症，都有着很好地预防和治疗效果。

尤其一些上了年纪的朋友，年龄越大越憋不住尿，比如下楼梯时有一种尿裤子的感觉，一咳嗽也有遗尿的现象，通过站桩、推腹来调治，效果非常好。

另外，我们平时一紧张，肩就会耸起来，心口窝发紧，而通过推腹的方法，能把气降到丹田，缓解无意识紧张，增强胃肠消化和吸收功能。

请朋友们一定记住，千万不要为了推腹而推腹，然后把我们的目的给丢掉了。在整个推腹的过程中，如果觉得特别枯燥可以打开手机或者音响，选择喜欢听的歌曲，或者别人朗诵的诗词，还可以听《道德经》《黄帝内经》等各种经典，这时候就把推腹与学习及享受融为一体了。

5.来自意拳功法中的站桩养生功

站桩功来源于传统的中国武术内家功夫意拳，它脱胎于形意拳，是 20 世纪 40 年代由著名武术家王芗斋先生所创立的一门新的拳学，也叫大成拳，是融养生和技击于一体的简单高效的拳法。

我个人主要是从师于王芗斋老人的女儿王玉芳先生，跟她学习站桩养生；后来又得到师叔朱耀庭的言传身教，对站桩功有了一些基本粗浅的认识。在这里主要给大家介绍一下意拳当中的主要功法，就是健身桩，也叫养生桩。

养生桩，顾名思义，就是要让我们的身体养得如同大树一样坚实。古人讲"医武相通"，事实上，通过前辈们的亲身实践，证明这个桩法对很多慢性疾病有着非常好的预防和治疗效果。现在有一本书叫《站桩绽放生命奇迹》，是一个冠心病患者所写的关于站桩治疗心脏病的书。作者通过每天近四到五小时的站桩，从一个重症的心脏病患者，到最后摘掉了心脏病的帽子。他在书中关于站桩的具体方法就是咱们在这里推荐给大家的养生桩。

⊙ 站桩功的锻炼要领

（1）在练习站桩功之前，我们要排空大小便，把自己的手表、钥匙等取下来放到一边，把自己的腰带稍微放松一个扣，保持全身的舒适和放松。戴眼镜的朋友在练习站桩功的时候可以把眼镜摘掉，女性朋友要把耳环、项链尽量摘掉，身上不要有过多饰物，以求身体更好地放松。

（2）当准备工作完毕之后，轻轻地站立，两手放在身体的两侧，全身放松。两脚打开，与肩同宽，脚尖稍微有一点内扣（如果年龄大，重心不稳，有些外八字也是可以的，但是不要太绝对地外八字），两脚冲向前方，把重量放在左脚与右脚的中心，站好了以后要有一种脚踏实地的感觉。

王芗斋老先生讲，站桩很简单，就是平均站立。

平均站立是怎么站立呢？找到前后左右的平衡，全身上下一致的感觉。站下来以后，两脚自然放松，十个脚趾要轻微有一点抓地，有一种落地生根的感觉。

（3）膝关节应该有似屈非屈、似夹非夹的意识。怎么屈呢？当我们把腿站直以后，两个膝关节自然地向前咯噔一下放松下来，有一个自然的弯曲。千万记住，膝关节永远不要超过足尖。

我们看到一些人在锻炼时，有时候为了姿势漂亮、优美，反而对膝关节的半月板造成损伤，这就与我们养生健身的宗旨背离了。

137

（4）臀部要有似坐非坐的感觉，叫如坐高凳。

（5）两手从身体的两侧轻轻地向前方挥起，抱在自己的胸前，十只手指之间要有一种相互夹木棍的感觉。

王芗斋老先生告诉我们，虎口要圆撑，呈一个半圆形；手掌心是内凹的，如同握住一个鸡蛋。

（6）把肩松下来，沉肩；肘稍微向外撑一点点；手向回抱，两手与胸的距离在十五到二十厘米，相当于自己两拳的距离，不要太过于向外，也不要贴身。

（7）站好以后，要有双手向内搂抱的感觉，好像抱着一个氢气球。不要过于使劲，否则气球就爆了；也不要离得太远，不然气球就飞了。要领是撑三抱七，往回抱的力量占七分，同时还要有向外撑的意思在里面，是一个矛盾的力量。

（8）腋下要有好像夹住了一个小皮球的感觉，不要让它掉了。

（9）站好以后，身躯要保持挺拔，百会上面好像有绳子吊着，下面好像有一个托在支撑着我们的两只手。

另外，小腹要保持松圆的状态，背也要圆，肩部微微内扣，目视前方。

（10）站的时候，眼睛可以似闭非闭，或者微微闭上。

（11）在站桩的整个过程中，一定要想一些非常美好的事物。如果心情不好就不要站，可以活动活动，等平静之后再站。古人认为大怒、大醉或吃得过饱以后都不要练功。

在开始练习站桩功的时候，人会感觉到两肩酸、沉，告诉大家一个窍门：如果感觉到肩累了，或者感觉到身体任何一个部位不舒服了，大家一定要切记，这是你身上的一个僵直点，很僵很紧，要有意识地放松一下。

在整个站桩的过程中，手高不要过眉，低不要低于肚脐；左手不要往鼻子的右方向去，右手不要往鼻子的左方向去，以鼻子为中线，左右手不能逾越中线。老先生说了，双手的变化在这个范围里面就对了，这是一种非常自在灵动的锻炼方法。

有些人对站桩有一种误解，认为站桩很枯燥，是一种毅力与体力的拼搏。其实，练习站桩是为了预防和治愈疾病。当然，如果在站桩的过程中感觉到疲劳、难受了，要随时调整姿势。

保持正确的站桩姿势，当身体的整体力量均匀、平衡以后，五脏的位置就会处在一个非常正常自然的悬挂状态中，对恢复气血的通畅、气息的调整有非常好的作用。

⊙ 练习站桩过程中缓解疲劳的窍门

给大家讲解一个在练习站桩过程中如何缓解疲劳的小窍门。

当我们手抱到一定程度，一定要深吸一口气，然后口微张，向外吐气，同时把肩松下来。

一次站桩如果在四十五分钟，可以三四次用呼吸吐气的方法来缓解肩部的疲劳。

形意拳大师郭云深先生在练习站桩功的时候，为了放松自己的肩部，就站在门槛上，然后把上面吊着的鸡毛掸子放在肩上。如果感觉到鸡毛掸子动了，就知道自己把肩给端起来了，随即马上调整。

事实上，只有肩部放松了，全身才能真正地放松下来，这也是我在徒手健康法中反复强调的第一步手法——松肩，因为肩部可以补五脏六腑之虚，平衡各脏腑之间的气机。没有人帮我们松肩的时候，通过站桩就能够起到与松肩异曲同工的效果。所以我们在站桩的时候，一定切记要松肩、松肩、再松肩。

⊙ 我自己的松肩"五部曲"

还有一些人肩是怎么松也松不下来，那么，我把自己总结出的松肩"五部曲"分享给大家。

第一步，双手放在身体两侧，然后把手端起来，平行向前，一定要注意，肩是不动的；

第二步，抱回来；

第三步，再向上一点；

第四步，又回来；

第五步，手往胸前一放，肩是不动的。

经过这五个步骤，肩很自然就放松下来了。记住，如果你长期感觉到肩背发紧，尤其在站桩过程中松不下来，一定要反复练习这些松肩的方法。

有些朋友在练习站桩的过程中，会不停地打哈欠或者是流眼泪，还有一些人肠鸣、排气、打嗝，甚至有些人身上会有蚂蚁爬或者触电的感觉。出现这些情况，大家一定不要过于紧张，这正是我们身体进行自我调整的非常好的时机。只有慢慢地坚持下去，气机通畅了，瘀阻通过站桩的形式打开了，一切不适的症状都会消失的。所以王芗斋祖师反复地讲，站桩功虽然看着简单，但他用一生实践检验后，证明确实是一个行之有效的对自己身体和心理都非常有益的好功法。

站桩以后，有些人手脚会发热，搓搓手，搓搓脸，肩部酸胀的话拍拍肩就可以了，一次完整的站桩到这里就结束了。

在站桩过程中，大家一定要记住，我们不是跟电线杆子似的站在那儿一动不动，如果感觉到自己的脚掌、脚跟有疲劳感，切记千万不要咬牙去坚持。

我们可以让脚掌和脚跟分别用力，想象自己处在一个齐胸深的温泉里，水波在推着自己向前走，然后再挤压回来。其动作的幅度要从大逐渐变小，这也是站桩中的一个小窍门，希望大家用心牢记。

实际上，在站桩过程中，老先生给我们留下了非常重要的话，就是大动不如小动，小动不如蠕动，蠕动之动才是生生不息之动。

什么意思呢？看着这个人在那儿一动不动，实际上他自己在随时调整。也就是说，不懂练功的人基本上看不到他在动，实际上他的身体无时无刻不在进行微调，也叫微动。

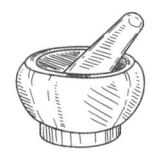

第 **5** 章

千金难买的养生常识

太过和不及都是病，

我们要找出中的本意，以舒适为度。

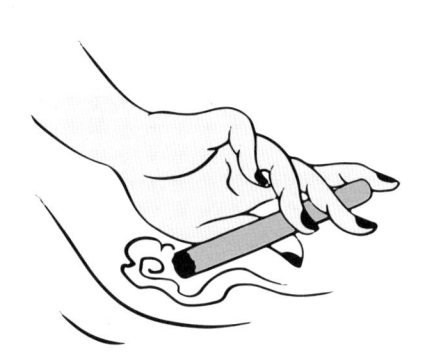

1.冬天泡脚泡到脑门发热就行

泡脚最好的方法是什么？拿一只桶，把水没到足三里以上，膝关节以下，这样，三阴交、太冲、公孙、阴陵泉、阳陵泉、足三里等腿脚上很重要的穴位都泡到了。

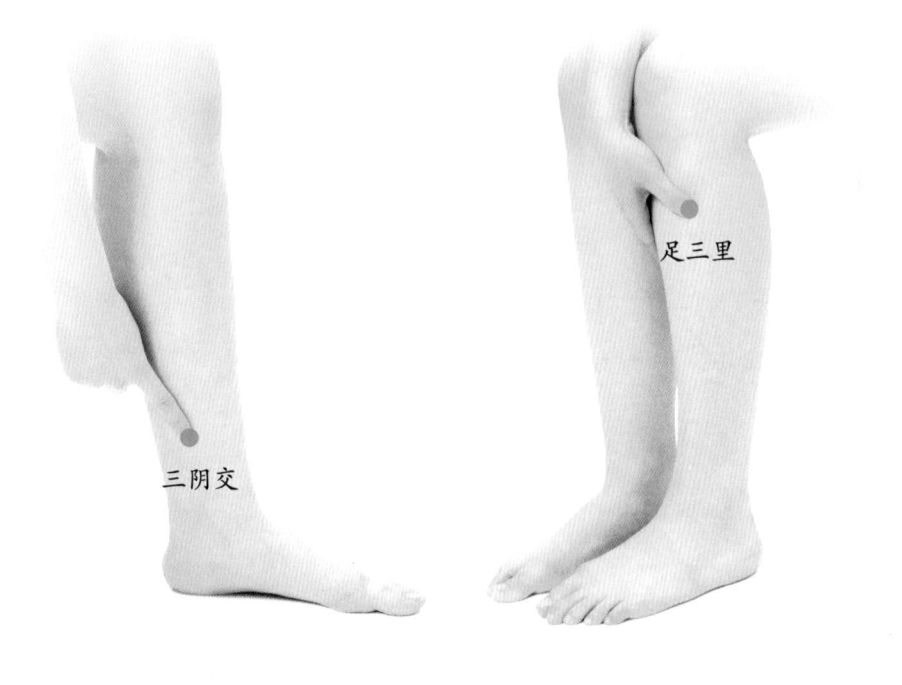

足三里

三阴交

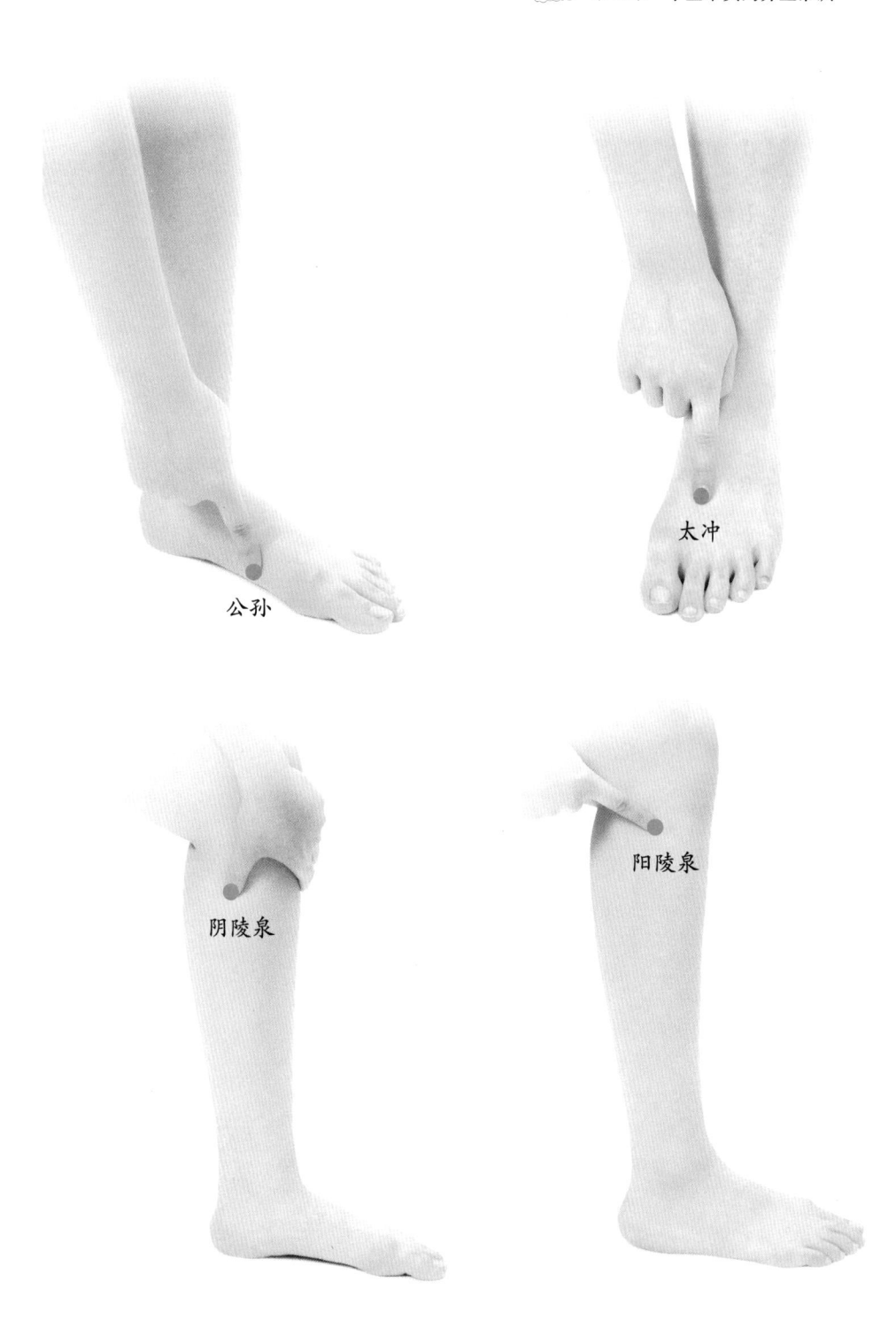

公孙

太冲

阴陵泉

阳陵泉

很多人一入冬就喜欢泡脚，冬天泡脚是一件好事情，但要注意不要泡到大汗淋漓，以免消耗气血。其实冬天泡脚有一个小窍门，就是泡到脑门发热就可以了，尽量少出汗或者不出汗为宜。

因为冬天藏精气不宜外泄过多，否则容易引起心脏不适。另外还要注意，有一些体质阳盛的人群不适宜冬天泡脚，易引起中风等心脑血管病。

泡脚时，可以抓一小把花椒，盐一勺，葱三段，姜三片，醋一杯，酒一杯，拿刚烧开的水一沏，然后把脚放在那儿先熏，再烫，再洗，舒筋活血，可以治疗足跟痛、烂脚丫、脚癣等病症。

有的人泡脚时觉得心慌，就不要泡了；有的人越泡脚越舒服，那就继续泡，一定要根据自己的实际情况而定。

夏天要喝热茶，把汗出透了才舒服；而冬天要适量泡温泉，因为冬天是"藏精气而不泻"的时候，与龟、蛇冬眠是一个道理，如果长时间泡温泉导致精气外越，对身体来讲是没有什么好处的。

身体有一套自律的自我调节功能，把它搅乱了，其抗议的结果就是打喷嚏、流鼻涕、不舒服，一两天没事，时间长了，就是自己找病。

2.受寒拔罐，受热刮痧，阴寒太重就艾灸

通常，人的体内如果没有热邪，皮下是没有痧的，如果热邪过重一定会有痧，有痧就尽量刮痧，因为这时刮痧比抓拿、捏提的效果要好。

一般情况下，受寒了就拔罐，有热就刮痧，阴寒太重、久病虚证了就艾灸，当用什么则用什么。其实我一直想给大家推广一个理念，就是简单易行，掌握了这个原则，方法一说就会，一用就灵。

学会变通的道理，不管在哪儿，也不管用什么东西，都可以解决问题。换句话说，刮痧不一定非得用刮痧板，硬币、瓶盖、汤匙等工具也可以刮，目的是把痧毒刮出来，所以不要在工具上执着。当把理搞通了，法无定法，随手都是法。

3. "扎针拔罐，病好一半"

中医界有句老话："扎针拔罐，病好一半。"

过去，如果一个人受风寒了，一般会拔拔火罐，用的是传统的玻璃罐，烧着火苗，当罐里形成负压后，蘸上酒精轻轻一擦就在皮肤上吸住了，十五分钟后取下。罐取下来以后，尽量用掌心在拔罐的部位揉一揉，让局部的皮肤松弛下来。

传统的玻璃火罐，是老一辈传下来的，现代的是塑料材质，效果略微有差异。相对来讲，人体内的寒湿通过火的力量吸出来，产生热，形成真空负压。而塑料拔罐器直接形成真空，使用起来比较简单、安全。

在张仲景的《伤寒杂病论》中，认为人体大部分的疾病起于寒，寒邪慢慢渗透到身体里，不知不觉会给我们带来非常大的危害，而湿邪也与寒邪有关。

⊙ 怎么判断自己是否需要拔罐呢

怎么判断自己是否需要拔罐呢？就是打喷嚏，打冷战，分辨不清体内到底是有寒还是有湿的时候。

拔罐既有保健、治疗的作用，又有诊断的作用。怎么起到诊断的作用呢？拔上罐子以后，罐子里面有发红、紫黑等颜色很重的东西，证明体内寒瘀很重；如果罐内没有明显变化，可以改用刮痧，因为邪毒可能在浅层，有热的时候不容易出来。

拔罐的方法和部位是灵活变通的。比如，受风寒以后主要在后背上拔，因为人的五脏六腑在后背上都有反应点，而所有的俞穴都在背部，离脏器最近；再比如，拉肚子了，可以在中脘穴上拔一下。

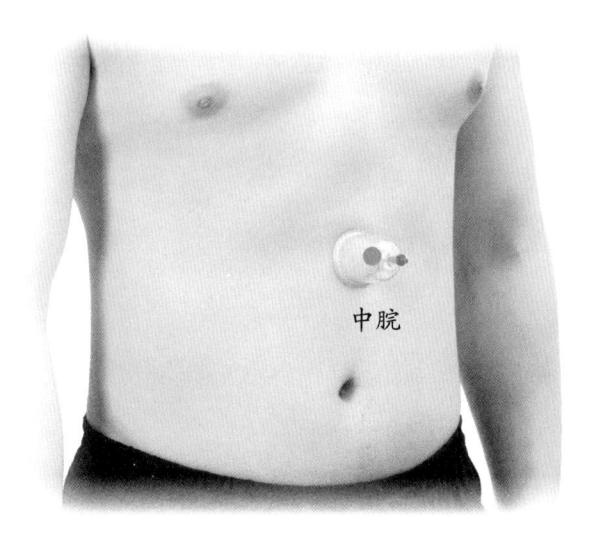

中脘穴拔罐，可治疗拉肚子

149

另外，如果不小心受寒，皮肤上出现风疙瘩，这时候小小的火罐就可以派上用场了，但方法与平时拔罐有点不同。

首先，拔的位置不是经常拔的背部，而是肚脐的位置；其次，平时拔罐的时候尽量拔得紧一些，而在肚脐位置上拔罐的时候，力度要轻一些，是以往拔罐力度的一半，时间七八分钟就可以了。如此，每天坚持一次，一周的时间皮肤问题就可以解决了。

⊙ 拔罐起了水疱以后，效果才非常棒

有的朋友在拔罐时会出现问题，比如拔罐时间长一点了往往会起水疱。其实，恰恰是起了水疱以后，效果才非常棒。

我建议，万一有的朋友自己不小心拔出了水疱，小的不要管它，让它自行吸收；如果比较大，用消过毒的缝衣针挑破，把水放出来即可。

拔罐有窍门，起罐也有窍门。有经验的医生蘸上酒精点着以后，会拿着点着火的棉球在里面转一下，然后吸在皮肤上。

很多刚学拔罐的朋友不知道，拔上罐以后轻轻旋提一下，这个手法能让罐子吸得更紧，如果去按罐子反而会松下来。

起罐时，把手的部位向下压，用大拇指一挑，漏点气，空气进去就开了。把罐子拿下来还没有完，一定要用手在拔罐的部位揉一揉。

从修炼的角度来讲，七岁以内的孩子从尾骨向上捏脊，一般不拔罐，而七岁以上的人，从上往下来排罐。

罐有大有小，排列有顺序，有讲究，一定要从上向下来拔罐，这样才能把大家不舒服的五脏六腑的气理顺。

另外，罐子的大小有一定的针对性，比如最大的罐最好拔在大椎上，就是脖子后面的高骨；稍微小一点的罐，可以顺着脊椎两侧的两条线顺序拔就可以了。

一个方法再好也有不适用的人群，不能拔罐的人群实际上也很多，比如心脏病患者、重症病患者，拔罐有一定的危险性；再比如摔了、磕了，比较痛的时候，都尽量不要拔罐。

扎针也好，艾灸也好，吃中药也好，一切的治疗方法都是补人身上的不全，调人身上的偏颇。偏了纠正过来，达到一个相对的平衡就够了。

⊙ 拔罐的宜忌

火罐不是一年四季都能拔，一定是有问题了才拔罐。

有时候我们累了，到按摩店拔了二十几个罐子，后背全拔满了。这样好不好呢？

请大家记住，艾灸是补人的，拔罐、刮痧是泻法。

拔罐对于很多病，特别是实证，跟艾灸一样有奇效。

在 1996 年的时候，我有一个朋友的父亲患了肩周炎，动不了，我就拿罐给他拔，拔一次管三天。我一个礼拜要去两次，连续两个多月。

有一次有事没去，老人跟自己老伴说："你给我拔上。"

老伴不会，老人就说："大夫怎么拔，你就怎么拔。"

因为我把工具放到他们家了，这老太太挺聪明，就照着样儿把罐扣在肩部等几个地方。扣上没多久，老人肩膀也不疼了，打上呼噜了。

看到老伴睡着了，她就出去遛个弯，还打了一会儿麻将。

两小时过去了，老太太想起老伴还拔着罐躺在床上，一拍大腿赶紧往家跑。结果，老先生拔罐的地方全是水疱，有大的，有小的，一堆。老太太特别心疼，小心翼翼地按着罐，把罐起了下来，也不敢跟我说。

又隔了三四天，我去他家，只见老先生穿的衣服露着一只手，袖子斜挎着。我问他肩还疼吗，他说不疼了。

我说再拔拔罐，去去根吧。他说不用了。

是不用拔了，我一看大疱、小疱还在那儿呢，有的已经吸收了。

这真是歪打正着，就那一次去了根了。

但是我们要记住，拔罐的过程不追求起疱。

往往是什么人拔罐容易起水疱呢？湿气重的人。

⊙ 千万不要拿拔罐、刮痧当保健

当我们刮痧和拔罐的时候，一定记住目的就是为了治疗。比如，睡一宿起来觉得腰疼，到医院照片子什么事没有，就是腰酸疼酸疼的，感觉是昨天晚上睡觉的时候受凉了，这时候不用犹豫，拔上罐。如果拔上五到十分钟，一看罐子下面任何变化都没有，把罐取掉，不要再拔。

4.刮痧，刮出体内的热毒

⊙ 痧就是体内的热毒

刮痧术是中医治疗学的组成部分之一，就是用光滑的硬物器具或手指在人体表面特定的部位或俞穴反复进行刮、拧、揪、捏等物理刺激，使皮肤发红、充血、瘀血或点状出血的一种治疗方法。

其实，刮的过程出来的黑的血疱或者紫点就是痧毒，血液当中的热毒。

还有一种是不用各种器物，就是用手法。手的力量很大，在有痧的地方用手指蹭，两三分钟也能够把痧给刮出来。

比如，嗓子失音，说不出话，就将食指和中指屈指，轻轻地蘸点凉水，然后在喉咙处揪几下，效果非常好，甚至能揪出很重的痧点。

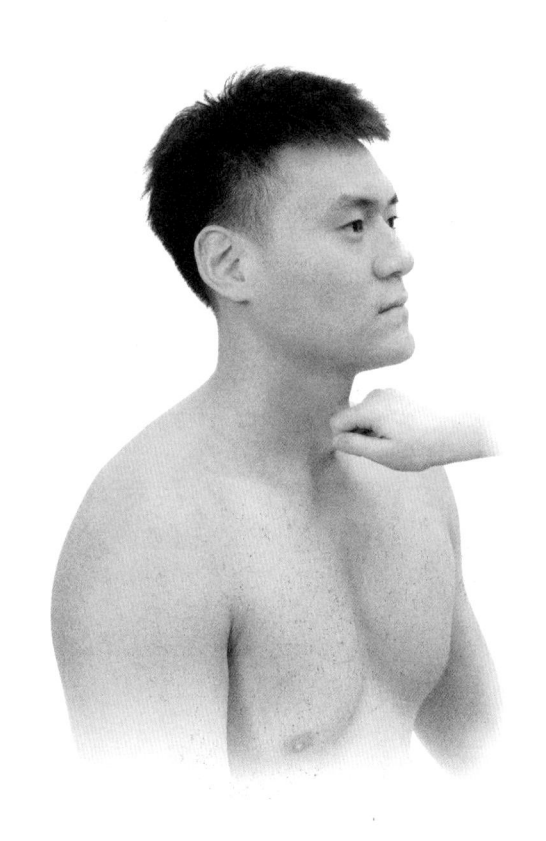

嗓子失音，说不出话，可在喉部揪痧

有次朋友聚会，其中有一位带着太太来的，我们在一起聊天，他太太在一旁老是咳嗽，我一看马上站起来跟她说，我帮你治一下。

一般情况下，使用手法都是在喉咙部位揪痧，考虑到女性爱美的因素，就没有在她喉咙处揪痧。我就在她的大椎上面，第四、第五、第六颈椎处，就是后脖颈位置，蘸了点茶水捏提，捏了七八下，痧毒就出来了。接下来的一小时，基本上听不见她咳嗽了。

原理是什么呢？利用刮痧的刺激，把组织经络的病原呈现出体表，主要通过有选择地寻找，对疾病的特殊反应点和俞穴进行良性刺激，加强血液、淋巴液的循环功能。

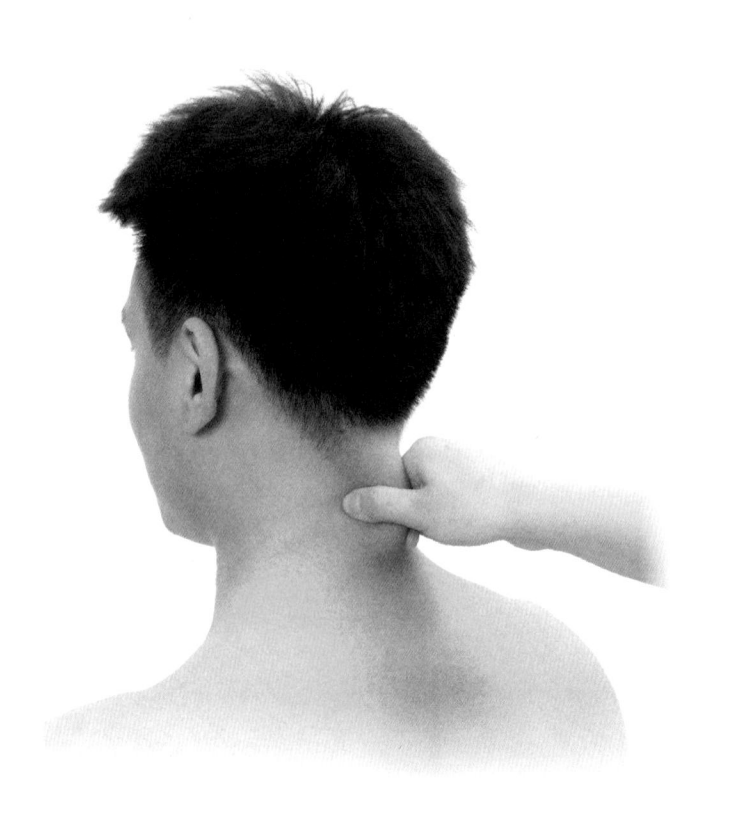

捏提后脖颈，可治疗咳嗽

痧到底是什么？就是热毒。当身体某个器官脏腑和系统功能失调，也就是体内的气血瘀积阻塞，导致无法正常地吸收代谢，热毒就会瘀积在相应的脏腑经脉中，病症也随之而来。

⊙ 人什么时候需要刮痧

人什么时候需要刮痧呢？心烦郁闷，全身酸胀，倦怠无力，代谢功能低下，都可以刮痧，而感冒，中暑，失眠，头痛，美容，瘦身，可以再配合拨筋。比如，夏天时，有的人吃了不干净的东西就会恶心、食欲不振、头昏脑涨，这时比较适合刮痧；如果再配合吃几粒藿香正气胶囊，效果会非常好。所以，家里一定要常备几种小药，如附子理中丸、香连丸、藿香正气胶囊（水）等。

⊙ 如何刮痧

刮痧时，用刮痧板挖取少许的刮痧膏或刮痧油，一定要在刮痧部位涂抹均匀，手法不要快，不要乱，节奏一快就容易出问题，而且让人心乱。

角度不局限在 90 度，一定要单方面刮，离心性地从正中向外、从上向下，力道由轻渐重，一个部位最长不超过二十秒。

刮出痧以后，把痧疱给挑破，把热毒放出来。如果觉得不安全，让其自行吸收也没问题，只要透到体表，就会被自身的正能量吸收、转化。

⊙ 不要强求出痧

不要强求出痧，强求出痧容易出事故。有痧的地方刮的时候不会太疼，如果强行出痧，那个部位会很疼。

有痧时轻轻一蹭，一般七八下就能蹭出痧来，十五下左右痧就基本上出来了，所以不要在一个部位使劲地刮拭。

刮痧的介质一般是刮痧油，如果没有，橄榄油或香油也不错，我在家就是用香油。另外，用凡士林膏也可以，用水也行，白酒一般很少用。

⊙ 刮痧用什么工具最好

关于刮痧的器具，有所谓的牛角刮痧板，还有砭石的、玉石的，等等。

我个人建议，砭石的东西大家少用，因为砭石是从外太空来的异物撞击到地球后瞬间产生高温，而且夹杂着很多别的能量的一种石头，它里面含有一些放射性的东西。

如果有条件，可以用好的玉石，比如秀玉、青玉都可以，各个形状的都没问题。

如果到国外旅游，没必要带着刮痧板，包里面只要有硬币就可以，消毒后刮拭，效果立竿见影。当然，前提是有痧。

⊙ 刮痧的禁忌

（1）有严重的心脑血管疾病发作的时候，不要刮痧。

（2）全身浮肿，尤其是重度浮肿，不要刮痧。

（3）孕妇的腹部、腰骶部，禁用刮痧。

（4）体表有破烂、溃疡、疮口、斑疹和不明原因的孢团，禁止刮痧。

（5）急性扭伤、创伤、骨折的部位，禁止刮痧。

（6）接触性皮肤病传染者，不要刮痧。

（7）白血病、贫血、血液病患者，包括过敏性紫癜患者，不要刮痧。

（8）过度饥饱、疲劳及醉酒者，不可接受重力大面积刮痧，否则会引起虚脱。

（9）眼睛、嘴唇、舌头、耳孔、鼻孔、乳头、肚脐等部位禁止刮痧，因为容易引起黏膜充血，而且不能康复。

（10）如果刮痧过程中突然心慌、出冷汗，甚至呕吐、面色苍白，要马上停止刮痧，保持平卧，然后喝点温开水或糖水。

（11）在刮痧、艾灸、拔罐之前，最好先预备一杯白开水，做完以后休息两三分钟，然后慢慢喝下去，以补充能量。

刮痧之后不能喝冰水，也不要洗冷水澡；禁食生冷或油腻的食物；同时，一定不要吹风、受凉。

（12）出痧后，一两天内皮肤会有轻度的疼痛、发痒，不要紧张，这是正常状况。

（13）不管是刮胳膊、腿、前胸、后背，请记住一个原则：刮痧的方向一定要从上向下，从里向外，即离心性向下向外，千万别往回刮。

5.艾灸，轻松祛除体内的寒湿

艾灸的目的就是祛除寒湿，在中医养生中，常以悬灸为主。

什么是悬灸？就是让艾条悬空。灸的时候顺时针或逆时针一上一下操作，这叫雀啄灸，像小鸡啄米。拿好艾条以后，小手指基本与艾条的头相齐，并用小手指感知温度的变化，最主要的目的是预防烫伤，保护自己。

刚开始灸的时候，有的人灸着灸着不动了，一分神就被烫了。而运用这个手法不易分神，解决了艾灸手法中的不足。比如，有的人小腹发凉，就在关元穴（脐下四指宽）的位置点一上一下垂直艾灸，灸十五分钟就行了。

灸的时候要点透，而且要点得均匀。过去有一句话叫"习拳容易改拳难"，手法也如此。所以，一定要养成最正确的手法习惯，学会并掌握就可以了；相反，如果不对，练一万次也是错误的。

艾灸最忌讳用嘴吹，伤气。切记，艾灸的时候一定要通风，

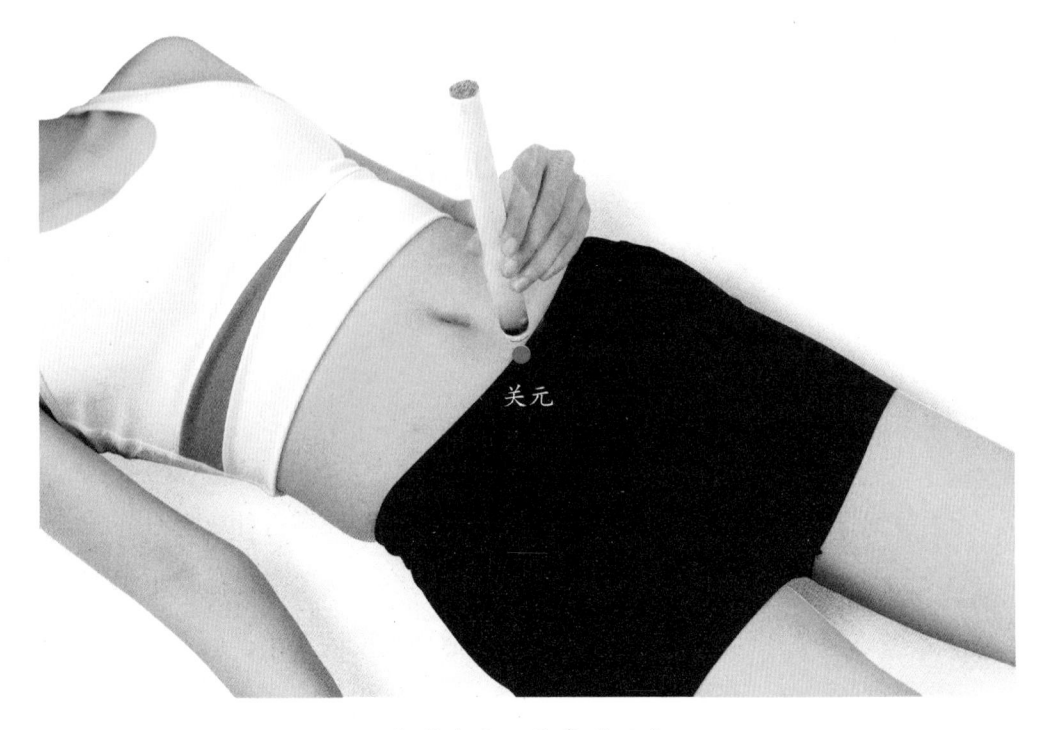

关元

小腹发凉，艾灸关元穴

否则灸完了以后头昏脑涨就麻烦了。

⊙ 不能盲目艾灸，谨防火上浇油

每年到了夏天，很多人都会用艾灸进行自我保健，甚至做一些所谓冬病夏治的预防工作。其实，我在《黄帝内经使用手册》里给大家做了一些介绍，其中还介绍了日本的长寿家族，每年到了仲夏时节进行艾灸；包括《扁鹊心书》的作者窦材医生，在书里也记载了艾灸能很好强肾的案例。

艾灸的时候，一定首先保证居室空气的流通。

现在，有的人把艾灸过于神话了，以前，医生讲的"针灸"是针刺和艾灸两种治疗方法，艾灸既不能替代针刺，也不能替代其他方法。其实，艾灸就是中医的正治法，寒则热之，热则寒之。

艾灸主要针对寒湿体质的人群，有非常好的效果。如果体质过于燥热，平时口干舌燥、皮肤发干、大便秘结的人群，不要盲目艾灸。这样的体质艾灸，很容易造成火上浇油。

艾灸对寒湿体质的人来讲，是一种非常好的预防和治疗的保健方法；对燥热体质的人来讲，艾灸无疑是砒霜和毒药，是会害人的。

⊙ 不能什么人上来都进行艾灸

到了三伏天，很多人还怕冷，甚至穿着很厚的衣服，我们在临床上很常见。有一年三伏天的时候，有一位患者穿着厚棉袄，身上出了很多黏黏的凉汗，大家都取笑他，他很不开心地说："我特别怕冷，不能受风。"针对这样的人群，除了在临床上开一些温补阳气的中药和汤剂，还告诉他回去后一定要长时间艾灸关元穴、气海穴、足三里穴，灸一段时间，效果确实不错。

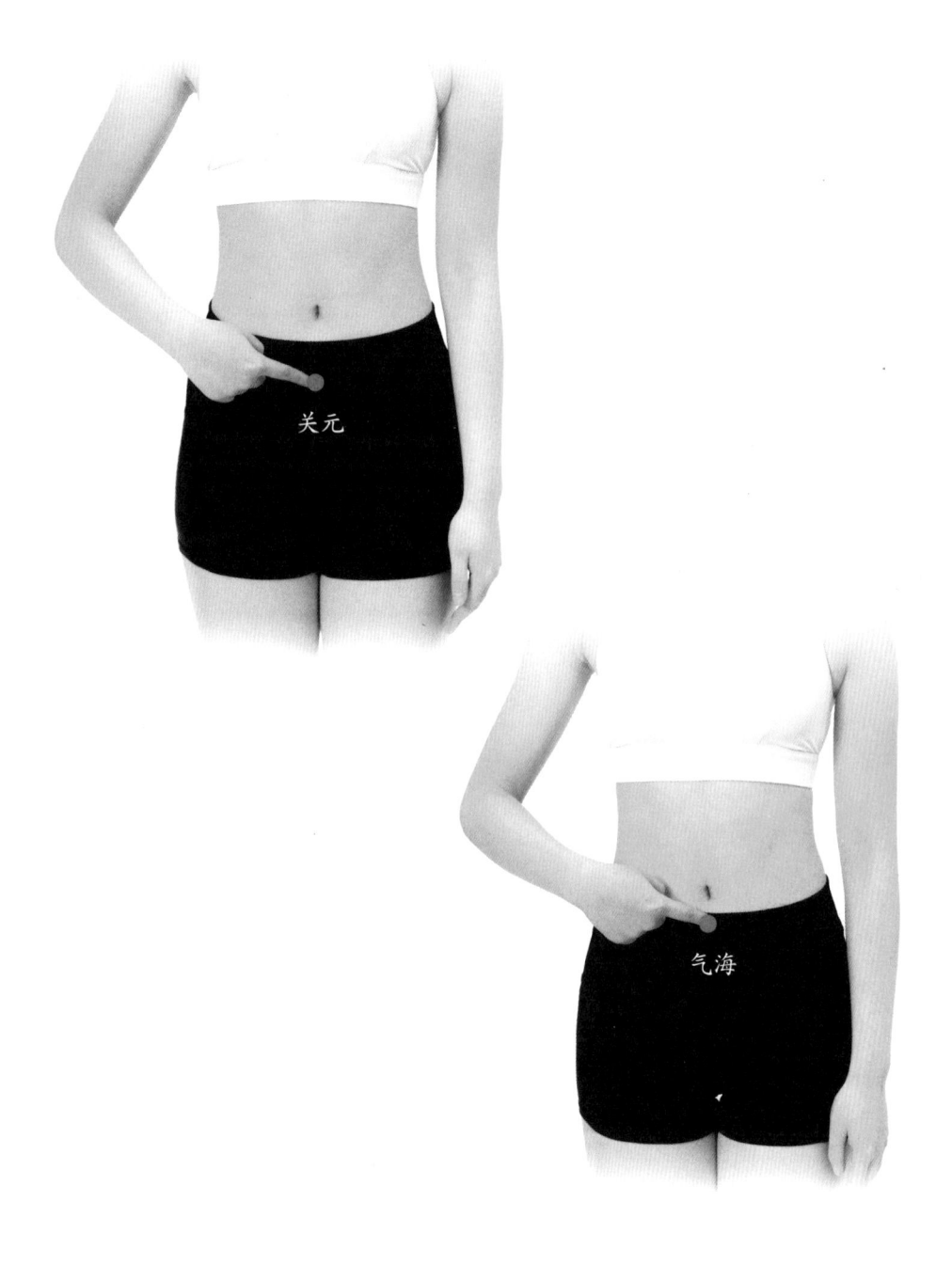

关元

气海

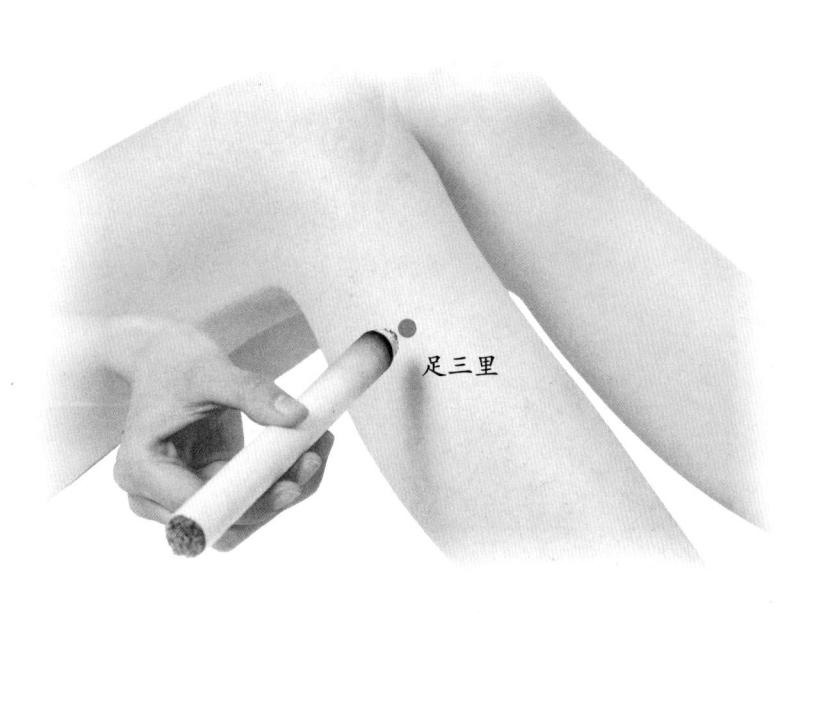

足三里

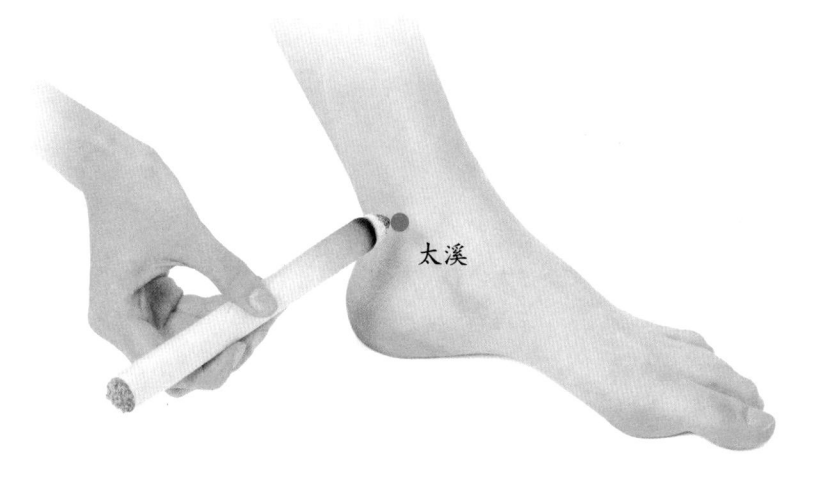

太溪

跟大家讲一个真实案例，我有一位朋友，他在将近入冬的时候，感到浑身怕冷，穿了很厚重的衣服还是缓解不过来，我给他做艾灸的时候，直接用长艾条熏灸太溪穴，因为他的肾气不是很足。用手探他的皮肤（因为我怕烫伤患者，所以要随时用小指去探），可以感到太溪穴的温度没有任何变化。然后我有意拿艾条在他的外关穴灸，离得不是很近，他一下就把手抬起来了，因为有种很灼热的、不舒服的感觉。艾灸太溪穴二十分钟，他没有任何反应，当时我觉得很奇怪，又继续灸，灸到四十分钟左右，他才感到有温热感。回去后我让他如法炮制，艾灸这个穴位，他连着灸了一周，怕冷畏寒的感觉才逐渐缓解。

人体有很好的自我调节功能，到了仲夏时节，很多人习惯冷气、冷饮，在这种环境中找舒适感。夏季贪凉是人的一种本性，尤其是体质热的人很喜欢找冷气、喝冷饮，觉得很舒服；如果你想让体质寒的人喝冷饮，他可能不喜欢，喝完后会引起腹泻、腹痛。

艾灸是很好的养生保健治疗的方法，但我们千万记住一个原则——不能什么人上来都进行艾灸，一定要按照中医的思维，阴阳表里，虚实寒热，在辨证清晰的情况下，使用艾灸来养生保健，才能达到事半功倍的效果。

6.脚气犯了，不再做抠脚大汉

我们经常在网上看见一些图片，有抠脚大妈、抠脚大汉，他们在地铁或公交车上，不顾及别人的感受，把鞋脱了后使劲抠脚，大家很讨厌这种不文明的现象。

可是对有脚气的人来说，因为又痒又难受，很不舒服，抠一抠、搓一搓就觉得很"解气"、很舒服。

在这里告诉大家一个简单的小偏方，可以预防湿脚气的发生，避免尴尬事情的发生。

⊙ 怎么治疗脚癣

真正的脚气跟我们说的脚癣不一样，人们往往把它们混淆在一起，临床上真正所谓的脚气我看到的不是很多，更多的是脚癣，其实也叫"烂脚丫"。有些朋友的脚气很重，十个脚趾缝都泡得白白的，还有特别恶臭的异味，挠得血呲呼啦，确实很痛苦，这些都属于脚癣的范畴。

还有一些不是特别明显的脚气，春夏之际，这些朋友的脚上会起一些水疱，水疱破了后会结痂，产生一些硬皮，这也属于脚癣的范畴。

怎么治疗脚癣呢？我过去跟老师学到一个小偏方，在这里介绍给大家。朋友们到了夏天有湿脚气后，做到以下几点，就能有效预防。

第一，尽量不要穿皮鞋，甚至尼龙袜，这些都是密不透风的，很容易引起体内真菌感染，导致脚癣的发生；

第二，大家一定要记住，不要盲目抹脚气膏，因为有的脚癣是一种正常的排毒，按照中医理论，我们有很好的祛湿的方法；

第三，预防脚气的方法是什么？

把黄豆打碎，放到盆里熬二十分钟后，稍微凉一凉，把脚放在盆上熏，慢慢洗，熏洗过程在十分钟左右就可以了。在洗的时候，可以用手搓一搓脚趾缝，清理腐烂的组织，但不要使劲抠，感染是很麻烦的。而且要充分浸泡，浸泡完后不要用温水冲净，有些附着和残留，效果很好。这个方法我介绍给很多有脚癣的患者，他们用了后效果确实不错。

有的人很聪明，干脆用豆浆泡，如果是新鲜的豆浆也可以泡脚，没有问题，只是略微浪费点。

⊙ 用纸条缠在脚趾缝，脚癣会得到明显改善

脚自然干燥后，有一项工作大家一定要记住，这个方法简单到什么程度呢？我们不用任何药物，就能有效缓解脚癣和湿脚气。

我们在家里常用的、干燥的纸巾（餐巾纸、纸卷的卫生纸都可以），把它搓成一尺左右的长条，卷得像筷子粗细，然后用手压扁，掰开大脚趾的趾缝，把纸塞进去，再从二脚趾到三脚趾……

最后到小脚趾，一层一层地缠绕上，这么做的目的是让脚趾间形成缝隙，保持通透性，慢慢地真菌就不会再感染了。尤其人们在夏天穿上皮鞋后，脚趾缝挤得一点空间没有，很容易滋生真菌。

泡完脚后，用纸缠在脚趾缝，坚持一周左右，脚癣会得到明显改善，甚至消失。

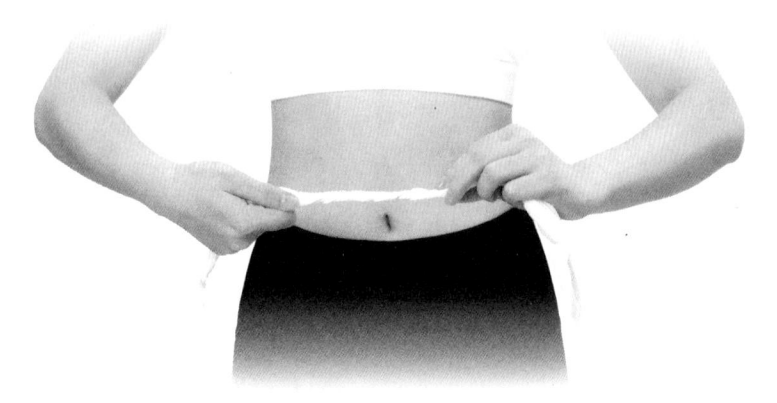

干燥的纸巾搓成长条

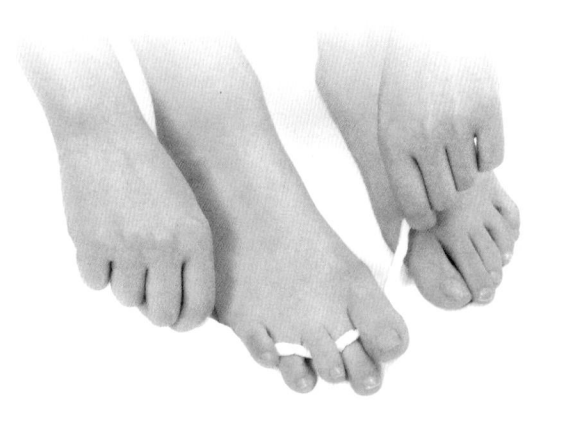

从大脚趾的趾缝依次塞进去

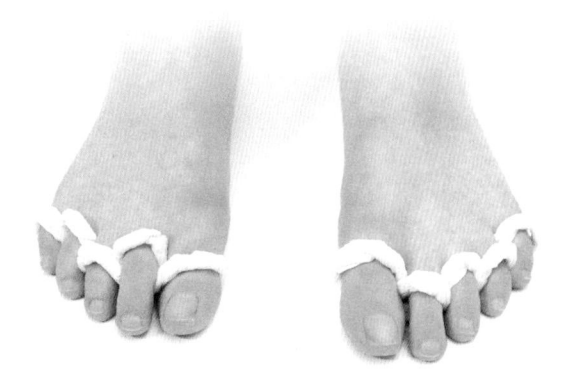

用纸条缠在脚趾缝改善脚癣

7.中暑后，应该这么救治

⊙ 女士随身携带的梳子和护手霜可作为刮痧工具

按照中医六气六淫之观点，"风寒暑湿燥火"，到了长夏季节，正是暑湿高热的时间段，很多人尤其是户外运动者、工作者，在夏天极易中暑。人们中暑后，重则昏厥，轻则恶心、呕吐、头晕、腹泻、浑身无力等，产生一种很不舒服的症状。

其实，中暑在中医里有很好的解决方法，出现症状后，如果身边没有解暑药、抗暑的饮品，怎么办？很多人的恶心、呕吐是非常剧烈的，严重的甚至容易引起休克。在这里介绍一个小方法，就是刮痧。

古人认为，我们的胳膊肘、腘窝、腋下、腹股沟，这八个地方叫"八虚"。古代医书上记载，通过在八虚刮痧，对治疗急症和暑证，效果是非常好的。

我们不可能随身带刮痧板，这时自己身边方便的用品，都可以作为刮痧工具。比如女士随身携带的梳子和护手霜，可以用护手霜做介质，在两个手臂内侧的尺泽穴（胳膊肘肘窝里的位置），稍微涂一点护手霜，可以用梳子的背面轻轻地从上向下刮一刮。

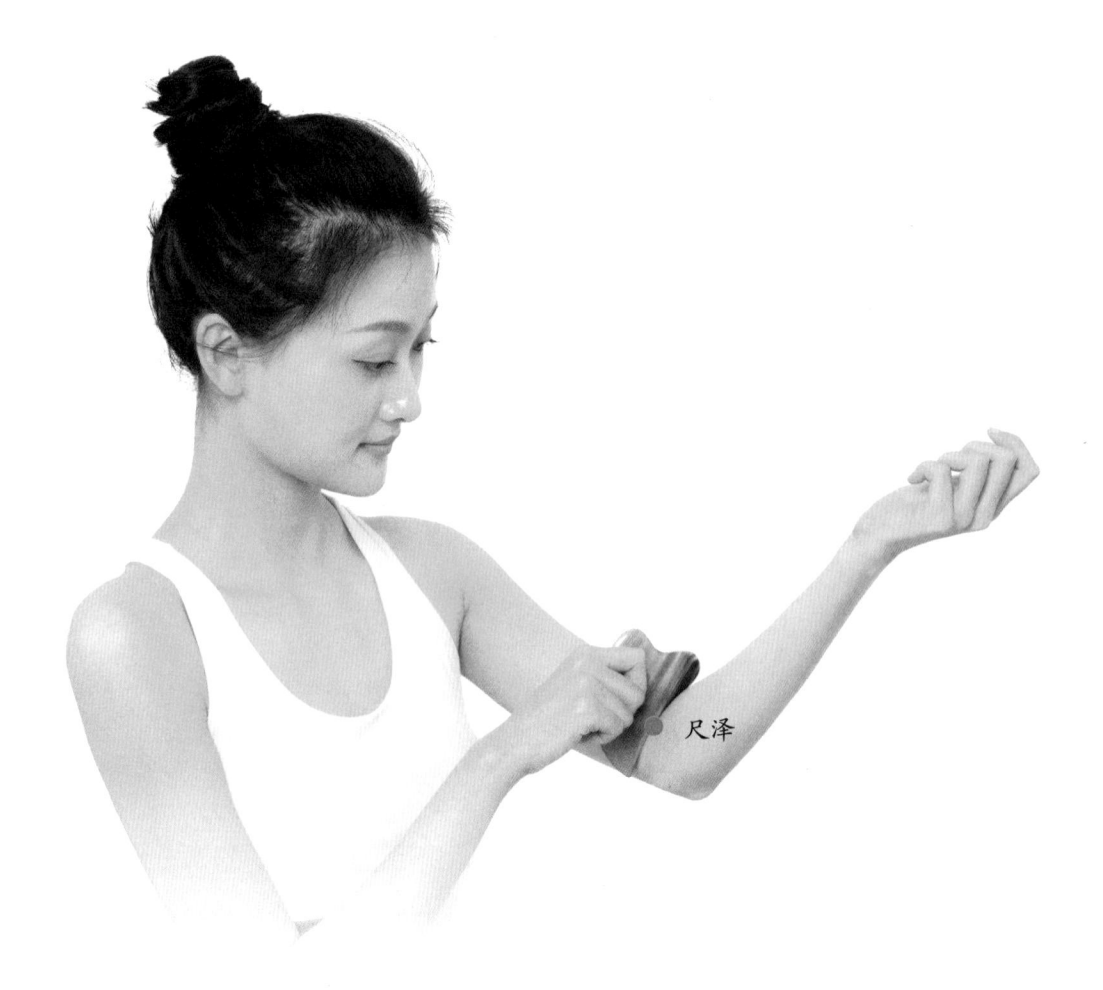

中暑了，可以刮尺泽穴

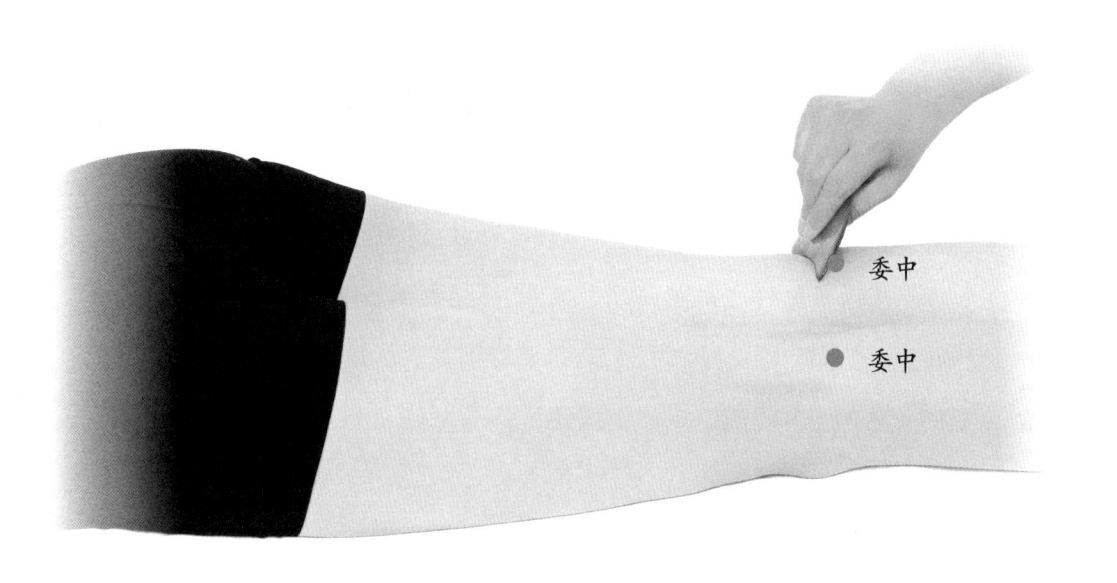

委中

委中

中暑了，可以刮委中穴

在膝关节后腘窝，也就是中医说的委中穴，快速地由上向下，一下一下进行刮痧。

如果因为中暑，体内的痧毒过重，我们一般用梳子刮六七下就会有痧点出现；如果刮七八次觉得疼，这时不要再继续进行刮痧了，因为很有可能是别的病引起的。如果有痧，一般刮三五下，痧点和痧毒就会涌现，而且能很直观地看到。

⊙ 出门旅游，有的东西宁可备而不用

有的人说："我连梳子也没带。"这种情况下怎么办呢？人们现在出行必带的就是身份证，如果实在什么东西都没有，可以用身份证蘸一点自己的唾液刮痧，可以缓解和救急中暑的症状。

如果到了比较炎热的地方，大家一定要做好防暑准备工作，比如带遮阳伞，涂防晒霜；如果到了特别炎热的地方，阳光相对来讲比较充足，我们可以戴上墨镜，保护眼睛，要把基本工作准备齐。

出行的时候，大家一定要记住随身必备两种中药：一种是藿香正气胶囊，另一种是香连丸（现在香连丸不太好买，大家可以备点小檗碱）。如果是上了年纪的老年朋友，出门旅行前，自己的常用药一定要备齐，以备不时之需，这一点很重要。

很多人不注重这方面，认为没有用。其实，出门旅游，有的东西宁可备而不用，不能包里没有。

关于中暑后的急救，如果一个人中暑后浑身冒冷汗，休克了，最简单的方法之一是掐水沟穴（人中）。

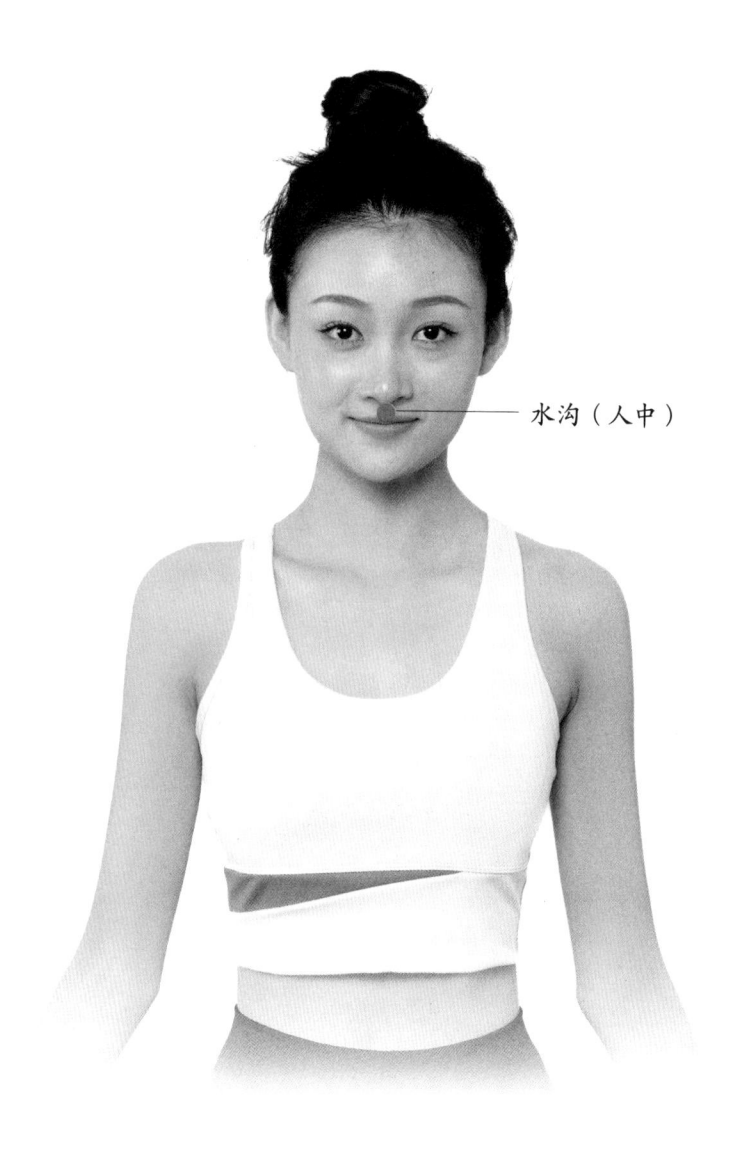

水沟（人中）

中暑后可以掐水沟穴（人中）

⊙ 治疗暑湿、缓解疲劳的小偏方——点按承山穴

我给大家推荐一个治疗暑湿、缓解疲劳的小偏方——点按承山穴。顾名思义，"承山穴"能承受住一座山的力量，所以说，它的功效非常大，对缓解疲劳非常有效。承山穴在哪儿呢？就在我们的小腿肚后面，大家站直的时候，小腿肚上有一个"人"字的正中点，就是承山穴。

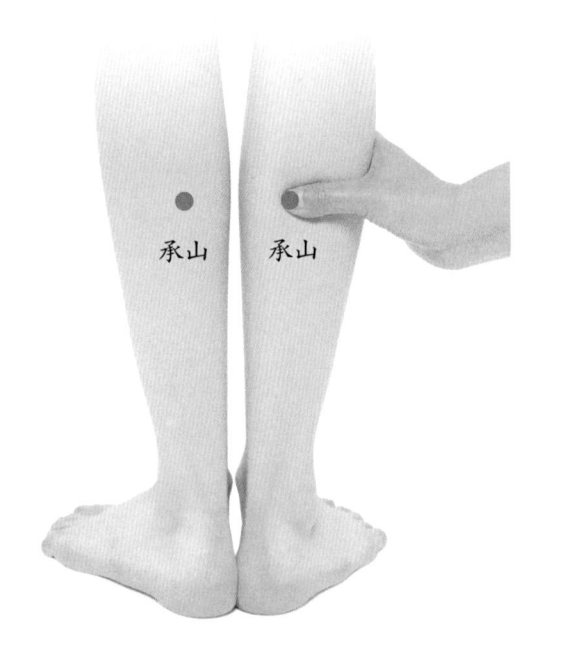

点按承山穴，治疗暑湿，缓解疲劳

有的朋友说："我找不着，怎么办？"找不着，你就在小腿肚的正中偏下一点点按，能在短时间内缓解恶心、呕吐、浑身发沉等不适的症状，效果也非常好。

其实，不一定非得中暑才能点按承山穴，如果我们感到湿气过重，浑身发沉，一天到晚无精打采，也可以点按承山穴。承山穴不单纯是一个缓解疲劳的大穴，最主要的是能祛除体内的湿气。

其实，点按承山穴有一个小窍门——我们找准这个穴位后，可以采取突然袭击的方式，突然发力。人一惊，惊则气下，脑门会伴随出汗，接着汗会出遍全身，这就有祛湿、缓解疲劳、防暑的功效。

大家在发力点按的时候要注意：心脏有毛病的患者，点按这个穴位时，力度不能太大，要轻轻地、慢慢地、由浅入深地加重，缓解疲劳。这是点按承山穴的要点。

8.拉筋拍打到底能不能治病

拉筋拍打到底能不能治病？有个报道闹得沸沸扬扬，有一位专家在英国机场被抓，因为盲目地拉筋拍打，导致重症患者死亡，出了医疗事故。报道出来后，很多养生爱好者、医疗界爱好者给我留言，问我如何看待这个问题。

其实，拉筋拍打属于传统的中医治疗范畴中两个最基本的技法，其临床效果是毋庸置疑的，但现在人们往往是不分病种，盲目地拉筋拍打。在不辨证的前提下，必然会导致医疗事故的发生。

《黄帝内经》里的养生和治疗的方法，在临床使用中效果也是不错的。

我反复告诫大家，在拍打的过程中，一定不要过力，如果体内有痧毒，你轻轻一刮、一碰，可能痧毒就会出来，这些热毒就会有反应。有的人盲目地为了出痧，于是玩命拍打，导致皮下毛细血管破裂，全身上下发紫，最后引起急性血液系统疾病，这是非常可怕的。

在局部进行适当的拍打，在传统的中医古籍等很多书中都有记载，拍痧对治疗热性病的效果是非常不错的。如果是因为寒证引发的一些疾病，我们盲目地使用拍打要求出痧，这种方法是不可取的。

⊙ 不能过度拉筋拍打

拉筋也好，拍打也罢，都是好方法，成功案例都是触目可及、唾手可得的。对失败的案例，我们一定要吸取教训。

我们也在临床上使用这些方法，但一定要强调不能过度拉筋拍打，而且一定要在中医思维的参与下分清阴阳、寒热、虚实，再进行拍打，才能起到事半功倍的效果。

那么在什么情况下，拍打的效果会更好呢？其实，主要是针对一些热性病，比如中暑。在福建、广东等地，有一个方法叫"揪痧"，就是在人的腋下、前胸、后背用手直接揪，效果是不错的。如果人们有热毒，轻轻揪两三下就有深紫色的痧疱出来，在很短的时间内症状就能有效缓解。

还有患有重症咽喉炎的患者说不出话，民间的老人蘸点凉水或香油，将食指和中指屈指并分开，在患者的喉咙上轻轻拽几下，把紫色的痧疱抓出来后，在短时间内，喉咙不舒适的感觉就能得到有效缓解。

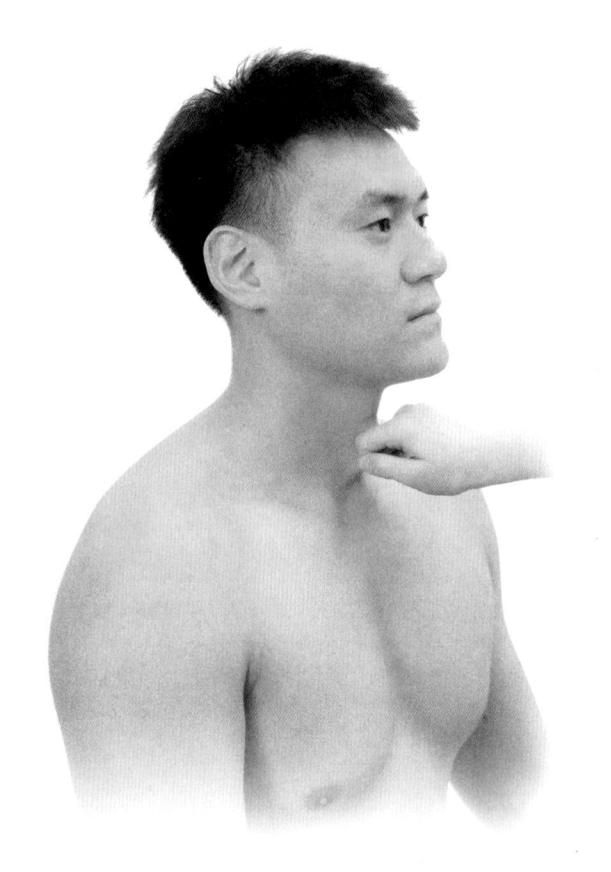

咽喉炎可在喉部揪痧

拍痧也好，抓痧也好，揪痧也好，拍打也好，它们的总目的都是为了我们的身体健康，如果过度盲目地强调出痧、出瘀血，与医学倡导的宗旨是背道而驰的，我们不主张这么做，也不建议大家盲目使用，一定要在有鉴别的情况下合理使用。

在这里，我真诚地告诉大家，太过和不及都是病，我们要找出中的本意，以舒适为度。

9.过劳死，应该如何防止

现在年轻人的工作压力、学习压力是很大的，加班猝死的新闻屡见不鲜。

其实，到目前为止，所谓过劳死，现代医学还查不到具体原因。按照中医理论来讲，人实际上不是单纯地靠血液运行，肉体支撑着就可以。

中医认为，人有"精气神"三宝，如果长期透支，过度劳累，没有得到很好的睡眠和休息，会导致大量的气血和能量的丢失。

精泛指人体的精微物质，包括我们的四肢百骸，骨骼、神经、肌肉等都属于形跟精的层面，气是连接人的思维和形体的纽带。之前看过一篇报道，一个八岁的小男孩在游戏厅里打游戏，打了三天三夜就为了闯关，闯过去后站起来摇摇头，突然摔倒在地，气绝身亡，连抢救的机会都没有。他的身体没有受到任何损伤，就因为长时间过度地精神集中在一个点上，为了闯关没有休息时间，导致了悲剧的发生。

⊙ 该休息的时候一定要及时休息

年轻人熬一两天没问题，如果超过三天，很容易诱发一些重大疾病，甚至导致死亡。按照中医理论，其实过劳死就是因为神没有及时补充能量，大量的气血没能及时修复我们的身体，导致人突然死亡。

在现代医学上，过劳死的诱因是长时间过度疲劳。中医来讲就是神疲力尽。解释得很清楚。所以，我们不管工作多忙，压力多大，一定要进行自我保护，该休息的时候一定要及时休息，该吃饭的时候吃饭。

过劳就是透支，透支我们身体的能量，按照中医的叫法，就是把元气耗尽了，人的形体再大，如果元气被耗尽，是不会长久的。过劳死的患者在长期过度疲劳的工作和竞争中神疲乏力的感觉，不是一天半天，应该存在很长时间了。

⊙ 给自己的生命留空间，才能很好地迎接明天

中医预防过劳死，基本上和现代医学的认知是一样的——不要过度劳累，一旦耗散了先天的元阳之气，是无法挽救的。保护先天的元阳之气，能修复人体自愈的调节功能，主要是靠合理的饮食和充足的睡眠。

人体的很多器官都是在睡眠中进行合理有效的修复，如果人

们反其道而行之，该睡觉的时候不睡，连续加班运转，别说人容易造成过劳死，就算机器连续运作一段时间，也要让它休息，否则，如果长时间得不到休息，没有缓冲的机会，机器也好，人也罢，都会因为过劳而早衰或早逝。

大家一定要记住，对过劳死的预防，一定要注意合理的生活起居。现在提倡慢生活、慢节奏，急的结果，一是工作本身做不好，二是如果着急过头，直接去"西方"了，连缓冲的机会都没有。

我真诚地奉劝年轻的朋友们，一定要对自己的身体负责，对自己的身体负责，才是对家人最大的负责。人生活的目的和意义不是为了加班、挣钱，我们来到这个世界，要学会享受人生，该拼的时候拼，该休息的时候一定要休息。

关于休息，现代人做得不够，很多人是休而不息，虽然把手头的工作放下了，但脑子里甚至做梦都想着工作，这不是很好的休息。

好的休息是，把工作以外的时间变成一种享受人生，让身体进行自我修复、充电的过程，一定要给自己的生命留空间，才能很好地迎接明天。

⊙ 哪怕你再忙，十分钟闭眼的时间一定要留给自己

有的朋友说："我没有时间休息，只能靠自己拼，有没有救急的方法呢？"在这里，我说一些不是办法的办法，供大家参考。

我不管你的攻坚任务有多紧张，吃饭、上厕所的时间一定要有，清代大修行家李函虚的一副对联中写道，"忙里偷闲调外药"，什么意思呢？

你利用上厕所的时间，别人吃饭的时间，忙里偷闲眯一小会儿，哪怕十分钟，都比你睁着眼睛，一直盯着键盘、鼠标、屏幕强得多。

哪怕你再忙，十分钟闭眼的时间一定要留给自己。这短短的十分钟，有时往往真的是挽救我们生命的十分钟。大家一定要注意，不管多忙多累也要眯一会儿，睡十分钟就能有效缓解或避免不安全的过劳死。